바이러스 한 방으로 날리는

면역 약선 밥상

김선규 지음

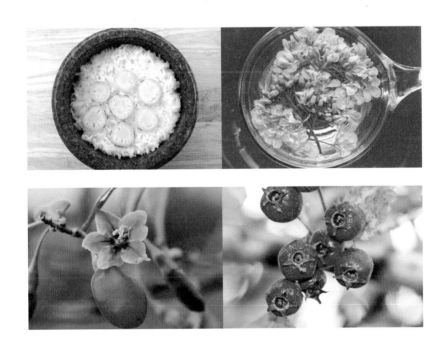

도서
출판 행복에너지

바이러스 한 방으로 날리는

면역 약선 밥상

초판 1쇄 발행 2020년 11월 11일

지 은 이 김선규
발 행 인 권선복
편   집 오동희
디 자 인 오지영
전 자 책 서보미
발 행 처 도서출판 행복에너지
출판등록 제315-2011-000035호
주   소 (07679) 서울특별시 강서구 화곡로 232
전   화 0505-613-6133
팩   스 0303-0799-1560
홈페이지 www.happybook.or.kr
이 메 일 ksbdata@daum.net

값 25,000원
ISBN 979-11-5602-844-4 (13510)

Copyright ⓒ 김선규 2020

바 이 러 스 한 방 으 로 날 리 는

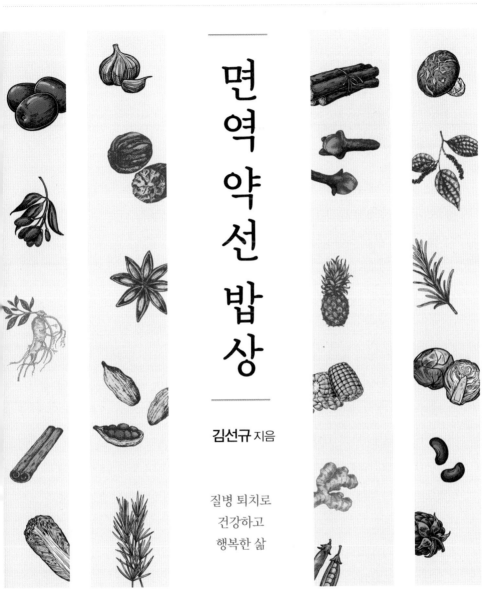

면역 약선 밥상

김선규 지음

질병 퇴치로
건강하고
행복한 삶

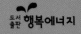

강도형

서울대학교 의과대학 교수

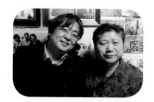

저자는 고향 선배님이시고, 약선(藥膳) 음식을 먹으러 자주 뵙고는 한다.

갈 때마다 약선(藥膳)음식을 먹으면 속이 편안하고, 원기회복이 된다.

원기회복이란 바로 면역력의 원동력이다.

우리나라에 약선(藥膳) 책들이 많이 나와 있지만, "어느 질병엔 어느 요리"라는
식으로 쓰여 있어 전문적인 약선(藥膳) 음식을 접할 기회가 많지 않았다.

그러나 이 책은 우리가 흔히 구할 수 있는 약선(藥膳) 식재료의 활용방법을 우
리나라와 중국, 일본 등의 고전에서 찾아 쉽게 응용할 수 있게 하였다.

또한, 신체의 체질을 열한평증체질(熱寒平證體質)이라 하여, 신체의 체질이 열
증(熱證)인 사람, 신체의 체질이 한증(寒證)인 사람, 신체의 체질이 평증(平證)
[평범한증]인 사람 등의 3가지 체질(體質)로 분류한 것이 돋보인다.

각자 신체의 열한평증체질(熱寒平證體質)을 문진표를 만들어 쉽게 알 수 있게
하였으며, 약선(藥膳) 식재료의 성질, 맛, 귀경을 활용하여 한의학적 효능을 응
용하게 하였다.

이 책이 바이러스(코로나 19)시대에 지친 몸과 마음에 영양분을 줄 수 있는 많
은 분들의 필독서가 될 것이며, 추천하는 바이다.

송대관

가수

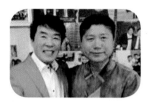

바쁘게 살아온 인생을 한 번쯤 되돌아볼 시점이 되니 문득 '행복이란 무엇인가' 생각해 보게 됩니다. 하루하루 소중하고 보람 있는 우리 인생에서 가장 큰 행복은 가족 간의 사랑, 그리고 건강 아닐까요?

특히 갑자기 들이닥친 코로나19 때문에 몸과 마음이 아주 힘든 때일수록 건강 챙기면서 즐겁고 긍정적인 마음으로 행복한 미래를 준비해야 하겠습니다.

많은 분이 제게 활력의 비결이 무엇이냐고 묻습니다. 당연히 건강이지요. 아마도 김선규 교수와의 오랜 만남과 우정을 통해 바쁜 틈틈이 음식으로 건강을 챙긴 덕분에 세월의 흐름을 잊고 언제나 즐겁고 행복하게 활동하고 있지 않나 싶습니다.

제 음악 인생의 가장 큰 재산은 목인데 김 교수가 알려준 대로 생활 속에서 꾸준히 약선을 실천하며 목을 잘 보호할 수 있었으니 참 고맙고 값진 인연이 아닐 수 없습니다.

이번에 김 교수의 세 번째 책이 나온다는 소식을 들었습니다. 수험생을 위해서, 또 미세먼지를 이기기 위해서 우리한테 꼭 필요한 생활 속의 한방 약선을 소개해 준 데 이어 이번에는 코로나를 이겨내는 한방 약선이라고 하니, 또 한 번 세상에 크게 인술을 베풀 것으로 기대합니다.

김 교수의 세 번째 출간을 축하하며, 코로나 시대에 많은 분들이 이 책을 통해 생활 속에서 쉽고 재미있게 건강을 챙기시기를 바랍니다.

추천사

김덕규
닥터킨베인 피부과의원 대표원장
연세대학교 의과대학 외래교수

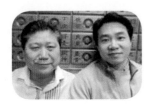

저자는 오랜 기간 함께 알고 지낸 지인이자 '한의'와 '양의'라는 각기 다른 분야의 전문가로서 서로의 학문에 대해 탐구하고 함께 공부해 온 파트너이다. 서로의 전문 분야를 존중하며, 배우고, 더 발전시키기 위해 노력하자는 의도에서 정보를 교환하고 함께 토론하기를 오랜 기간 이어 오고 있다.

저자는 약선(藥膳)이라는 어쩌면 복잡하고 어려울 수 있는 분야를 일반인들도 쉽게 공부하고 실생활에 활용할 수 있도록 하였다. 나 또한 분야는 다르지만 저자를 통해 틈틈이 배우고 있다. 때마침, 저자가 집필을 완성했다는 말에 이번 저서를 탐독하게 되었고, 양의인 나조차도 한 줄 한 줄 읽어나가며 절로 고개가 끄덕여지는 걸 보고, 저자가 이 책의 집필에 얼마나 심혈을 기울였는지 느낄 수 있었다.

우리나라와 중국의 고전을 배경으로 일반인들이 쉽게 구할 수 있는 식재료의 활용방법을 시스템적으로 적용하여 활용할 수 있게 구성한 부분은 이 책을 읽는 독자들에게 또 다른 재미를 줄 것임에 틀림없다.

면역약선밥상은 누구나 쉽게 읽고, 활용해 보는 것만으로도 바이러스(코로나19)시대에 큰 도움이 될 수 있는 기회가 될 것이라고 확신하며, 건강한 삶을 갈구하는 독자들에게 일독을 권한다.

추천사

김국환

가수

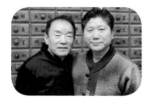

이 책의 저자는 오래전부터 본인과 친분을 나누며 살아가는 사이이다.

가끔 들러 약선(藥膳) 음식을 먹는데, 피로감이 사라지고 기력이 매우 좋아졌다. 특히 면역력이 매우 좋아졌다. 스스로 몸의 에너지가 보충되는 것을 느낄 수 있었다.

또한 목소리에 좋은 약선(藥膳) 음식을 먹고 목소리가 매우 부드러워졌다.

가수로서 이는 정말 기쁜 일이 아닐 수 없다.

김선규 교수가 중국의 약선(藥膳)과 한국의 약선(藥膳)을 분석하며 꾸준히 연구한 결과, 이 책을 출간하여 세상에 도움을 줄 수 있게 되었다.

많은 분들이 코로나19 시대에 면역약선밥상을 통해 건강하고 행복한 세상을 살아가시길 바라며, 이 책을 통해 건강이라는 소중한 보물을 얻을 수 있기를 바라는 바이다.

최정원
허준할매건강TV 한의학박사

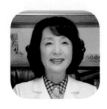

누구나 맛난 음식을 좋아한다. 맛도 있고 건강하기까지 한 음식을 먹는다면 그 행복은 절정에 이를 것이다. 김선규 교수께서 하시는 약선 음식이 바로 그런 음식이다. 아니 음식이라기보다 한의학자의 혼을 담은 치유예술에 가깝다.

약선(藥膳) 하나하나에 한의학 이론을 근거로 하여 음양오행(陰陽五行)과 성미귀경(性味歸經)의 특점을 잘 살려 배합비를 맞추고, 더욱이 신농본초경(神農本草經)에서도 상품에 속하는 약재를 중심으로 레시피(Recipe)를 구성한 것은 이 책의 백미라 할 수 있다.

또 서로 배합하면 안 되는 배합금기 약재와 배합을 하면 서로 상생의 시너지 효과를 볼 수 있는 찰떡궁합 약재들을 상세히 소개하였으며, 과학적으로나 영양학적으로도 질병을 예방하는 데 부족함이 없는 한방 약선을 선보이고 있다.

이 책 한 권이 독자님의 주방에 놓이는 순간 온 집안에 건강과 행복이 가득할 것을 확신하며, 힐링 라이프(Healing Life)를 추구하는 많은 분들의 필독서가 될 것으로 여겨져 꼭 읽어보기를 추천드린다.

엄용수

한국방송코미디언협회 회장

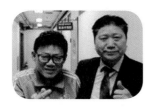

지인의 소개로 만난 이 책의 저자와는 친분을 쌓고 잘 지내는 사이이다.

자주 약선(藥膳) 음식을 먹는데, 몸이 매우 건강해지고 생활에 활력이 생겼다.

음식을 통해 이렇게 기운이 좋아질 수 있음에 매우 놀랐다.

우리가 쉽게 구할 수 있는 식재료로 쉽게 요리할 수 있는 방법들을 자세히 서술하여 놓은 이 책이 발간된다는 소식이 반갑다. 앞으로 좀 더 일상생활에 약선음식을 가까이 접할 수 있겠구나 하는 생각에 마음이 두근거린다.

건강을 잃으면 모든 것을 잃는다.

코로나 19시대에 면역약선밥상을 통하여 건강하고 혈기 왕성한 생활을 하며, 오래 살 수 있기를 바라고 삶의 질 또한 나아지기를 꿈꾼다. 많은 독자들에게 도움이 될 이 책을 진심으로 추천하는 바이다.

임장청

연변중의약대학교 학장
중의학박사, 교수

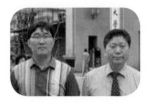

김선규 교수님과는 1995년부터 중국 연변대학중의학원에서 중의학을 공부하실 때 알게 되어 지금까지 좋은 지인으로 남아 있다. 현재 한국의 본초학 중심인 제기동에서 약선(药膳)연구를 열심히 하고 있음을 알고 있고, 근간에는 〈본초밥상〉으로 소문난 가운데 한국행이 있을 적마다 한 번씩 들르게 되었다. 그 가운데 『면역약선밥상』이란 책을 훌륭히 완성함을 알게 되어서 놀랍기만 하다.

'药食同源(약식동원)'이라고 약선(藥膳)은 인류 원시시대부터 있어 왔으며 『황제내경』에서 "하늘은 사람에게 오기(五气)를 주었고, 땅은 사람에게 오미(五味)를 주었다." 하였다. 그리고 질병을 치료하고 예방함에 있어서 약으로 다스리면서도 식이요법이 따르는 법이라 하였다. 그만큼 우리 민족은 식이요법을 중시하고 슬기롭게 전해 왔다.

책의 구석구석마다 민족의 식이문화와 전통이 담겨 있고, 현재의 양생(养生)관념이 함께 어울려 있어 주변의 가정주부로부터 약선 전문가에 이르기까지 모두 보고 배울 바가 있는 전문적인 책으로 평가받음에 손색이 없음으로 알고 있다.

금후에 더 나아가 장백산을 함께 탐방하면서 민족의 약선 요리를 더 한층 개발하기를 부탁하면서 본서의 발간을 축하한다.

김슬옹
세종국어문화원 원장

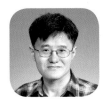

제가 본초밥상을 처음 알게 된 이유는 오로지 본초밥상이 세종대왕기념사업회 근처에 자리잡고 있었기 때문입니다. 한약집인지 식당인지 구별이 잘 안 되는 난생 처음 보는 식당이 있었습니다. 이후 한방약선학 교수님이기도 한 저자께서 직접 준비한 먹거리에 더욱 감동을 받아 자주 찾게 되었습니다. 지식과 정보를 철저히 나누었던 세종대왕의 기운이 서려 있는 본초밥상에서 수십 년간 축적된 지식을 토대로 약이 되는 먹거리가 책으로 나온다고 하니 더없이 기쁩니다. 물론 저도 부추겼죠. 이렇게 맛있고 유익한 먹거리 체인점을 내지 못한다면, 크나큰 손해이고 귀한 지식과 정보를 세종대왕처럼 책을 통해 널리 알려야 한다고 했습니다. 이미 내신 명저도 있지만 지나치게 학술적이어서 널리 나누기에는 한계가 있었는데 이번에 행복에너지 권선복 대표님의 강력한 먹거리 행복 나눔 뜻에 힘입어 맛깔스런 책으로 나오게 되니 벌써부터 기대가 됩니다. 많은 독자 여러분이 본서를 통해 활력을 얻으시길 바랍니다. 진심으로 본서를 추천합니다!

차복란

사단법인 대한약선 협회장

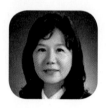

저자와는 10여 년 전 협회 고문 안덕균 교수님 소개로 만나 지인으로 지내며 같은 대학에서 약선(藥膳)을 지도하고 있다.

저자가 사시사철 전국을 기행하며 본초에 대해 많은 연구를 한 결과, 이론과 실무를 이해하기 쉽게 엮어 약선(藥膳)을 처음으로 배우는 학생들에게는 동기부여가 되고 연구가들에게는 참고자료가 될 소중한 『면역약선밥상』이 출간되었다.

코로나 19 바이러스(COVID 19)로 심신이 지쳐있는 이때 꼭 필요한 책으로 여겨진다.

『면역약선밥상』에는 제철에 나오는 식재료 채취방법과 갈무리하는 법 등이 자세히 소개되어 있다. 특히 체온을 0.5도만 올려도 혈액순환과 면역세포 활동을 촉진시켜 면역력을 높여 준다는 점은 상당히 중요한 대목이다. 이처럼 신체건강에 관련하여 귀중한 팁들이 수록되어 있으니 건강서적으로서 가치가 높다.

아무쪼록 이 책이 면역 약선(藥膳)을 공부하고 연구하는 데 많은 도움을 줄 것이라 확신하니 책장을 넘겨 보기를 바란다.

김보경

조리 기능장
약선 명인
김보경외식연구소 소장

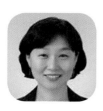

김선규 명인님과 저는 제기동 서울 한방진흥센터에서부터 인연이 이어져 오고 있습니다. 제기동의 상징과도 같은 약선음식 상차림을 척척 만들어 내시는 명인님의 솜씨에 감탄하여 저절로 발걸음이 향하는 본초밥상입니다.

우리 몸의 건강을 지켜주는 음식, 오감을 만족시켜 주는 약선음식을 항상 연구하고 개발하는 김선규 명인님의 『면역약선밥상』은 약선음식을 공부하거나 약선음식에 대한 관심을 가지는 이들의 지침서가 될 것이라 생각합니다.

이젠 음식을 이용해서 병을 고치거나 예방하는 시대가 되었습니다.

약재에 대한 깊은 지식과 이론은 면역밥상을 풍부하고 건강하게 만드는 원동력이 되고 있음을 확신합니다.

현재는 강단에서 약선음식 강의와 제자 양성에도 힘쓰시는 명인님의 또 다른 도약을 기대하며 이 책이 많은 도움이 되길 바랍니다.

김관태

한솔인재교육원 원장

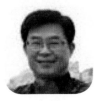

본초밥상에 가서 한방약선음식을 먹고 나면, 정신적, 육체적으로 피로가 풀리고, 기운이 난다. 특히 면역력이 좋아지는 것 같다.

맛과 건강을 동시에 챙겨주는 음식으로 인해 삶의 질이 높아짐을 느낀다.

본초밥상의 옻닭은 최고의 명품으로 알려져 있어 유명인사들이 줄을 지어 먹으러 간다. 언제 먹어도 만족스러운 식사를 제공해 주니 손님의 입장에서 행복하지 않겠는가?

김선규 교수가 한방약선전문가로서 약선 음식으로 질병을 예방하고 치료하는 데 많은 노력을 기울인 결과 『면역약선밥상』이란 귀한 책을 출간하게 되었음에 기쁨을 금할 수 없다.

우리가 먹는 음식은 곧 우리의 몸이다.

모든 국민들이 코로나 19에 도움이 되는 면역약선음식(免疫藥膳飮食)을 드시고 건강하고 행복한 삶을 살아가시길 기원하며, 몸과 마음의 풍족한 양식을 채울 수 있게 돕는 이 책을 적극 권하고 싶다.

펴내면서

앞으로 인공지능AI이 우리 인간의 생활 전반을 대체할 것이라는 기대감과 염려가 공존하는 가운데 이미 4차 산업혁명 시대가 시작되었습니다. 데이터, 네트워크, AI 등을 기반으로 하는 거대한 과학기술의 물결은 우리 삶을 더 편리하고 풍요롭게 만들어 주고 있습니다. 실제로 인류는 지난 수천 년간 진행된 물질문명 발전과 생산기술 향상을 통해 역사상 처음으로 기아(飢餓) 걱정 없는 삶을 누리게 되었지요.

그러나 이처럼 현대문명의 찬란한 발전이 언제까지 지속될수 있을까요? 끝을 예측하기 힘들 만큼 지금 이 순간에도 수많은 기술과 이론이 발표되고 있지만 이러한 발전 뒷면에는 어둠의 그늘이 있게 마련입니다.

특히 한의학자의 눈에는 풍족해진 식생활로 인한 새로운 질병이 먼저 우려됩니다. 또한 급속한 산업화에 따라 공장 폐수, 자동차 매연과 소음, 각종 쓰레기가 급증하고, 주변국 환경오염에서 비롯된 유해환경요소(미세먼지, 미생물 입자, 황사, 박테리아) 유입으로 호흡기 계통에도 많은 고통을 받고 있습니다. 불과 20~30년 전만 해도 상상하기 힘들었던 일들이 이미 심각한 사회문제가 되었습니다.

더 걱정스러운 것은 새로운 바이러스 확산입니다. 이미 전 세계가 전염병 위험에 노출되어 있습니다. 아프리카의 에볼라 바이러스, 동남아시아의 니파 바이러스, 호주의 헨드라 바이러스, 중남미와 아시아의 지카 바이러스, 사스(2002), 신종인플루엔자(2009), 메르스(2015) 등이 끊이지 않고 지구촌을 위협해 온 데 이어, 이번에는 '코로나19'라는 유례없는 신종 바이러스가 전 세계를 강타하고 있습니다.

이처럼 엄혹한 자연계의 질서와 도전 속에서도 우리 인간은 언제나 희망을 가지고 대응해 나가며, 우리 모두는 환경과 질병으로부터 고통받지 않고 건강하고 행복하게 살기를 바랍니다. 따라서 저는 "어떻게 하면 고통 없이 건강하고 행복한 삶을 영위할 수 있을까?"라는 질문에 대한 답으로서 '약선(藥膳)'을 제시합니다.

음식으로 치료하는 것은 한의학 이론에 근거하여 오랫동안 실천되고 형성되어 온 독특한 이론 체계로서, 역사적으로 의학 전문가들에 의해 검증받고 일반 대중을 위해 현장에서 적용시켜 온 것입니다. 이러한 역사적 배경과 이론에 오늘날의 과학기술을 접합시켜 음식을 통해 인체 음양의 균형을 조절하고 영양을 보충하며 질병을 예방하고자 하는 것이 이 책에서 소개할 한방약선입니다.

저는 한의과 대학원 입학 당시 학업계획서에 "약선(藥膳)을 보다 심도 있게 연구하기 위해 본초학의 필요성을 크게 느꼈다. 대학원에서 본초학을 깊게 연구하여 약선(藥膳)에 응용함으로써 식이요법으로 질병예방과 치료효과를 높이려 한다. 본초학을 약선(藥膳)에 응용하기 위해 신농본초경(神農本草經)의 상중하 삼품(三品) 가운데, 상품(上品)에 속하는 약물을 중심으로 기미(氣味), 귀경(歸經) 등을 기초로 그 효능을 깊이 있게 연구하겠다"고 각오를 밝힌 바 있습니다.

사람은 누구나 일생 동안 건강하고 행복하기를 원합니다. 그렇다면 자신이 먼저 실천적으로 건강한 습관을 기르고 마음을 비우며 음식의 균형을 유지하고, 더불어 적당한 운동을 해야겠지요. 이 책에는 그러한 균형적 생활을 통해 모든 사람이 건강하고 행복한 삶을 살아가는 데 작은 도움이나마 되었으면 하는 마음을 담았습니다.

이 책에서 소개하는 약선음식 재료는 식품의약품안전처 식품기준과에서 제시한 '식품과 약품 공용으로 사용 가능한 농·임산물'과 식품공전 별표에서 제시하는 '식품에 사용할 수 있는 원료' 가운데 선택하였으며 안전하게 응용할 수 있도록 용법 또한 소개했습니다.

이 책을 요리에 관심이 있는 많은 분들, 특히 학교 급식 영양사 여러분, 병원 영양사 여러분, 그리고 외식사업을 하시는 분들이 참고하셔서 대한민국 국민이 각종 질병에 노출되지 않고 의료비를 절감하며 건강하고 행복하게 장수할 수 있도록 도움 주시면 감사하겠습니다.

끝으로 이 책이 나오기까지 물심양면으로 도와주신 도서출판 행복 에너지 권선복 대표님, 임직원분, 그리고 세종국어문화원 김슬옹 원장님, 박헌정 작가님께 깊은 감사 드립니다.

2020년 9월
경희사이버대학교 한방건강관리학과
교수 김선규

불안과 슬픔이 사람과 인생을 만든다

돌이켜 보면 삶에 강한 영향을 미친 것은 행복한 때가 아니라
불행했던, 뭔가 잘못되었던 순간들이었고,
잘못된 순간을 바로 잡으며 우리는 한 발 높이, 멀리 내디딜 수 있었다.
기쁨 보다는 슬픔으로, 안정보단 불안으로 사람과 인생은 만들어진다.

— 김은령, 『밥보다 책』에서

한마디 말로 사람을 살리다

우리는 본능적으로 편안한 것, 행복한 것을 찾습니다.
그러나 평안은 발전 보다는 정체를 불러옵니다.
불행과 슬픔, 불안은 당장은 괴로움으로 다가옵니다.
그러나 장기적으로 우리네 인생을 풍요롭게 만들며,
영적, 정신적, 지적으로 나를 성장시키는 자양분이 됩니다.

— 조영탁, 『촌철살인』에서

목차

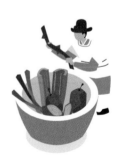

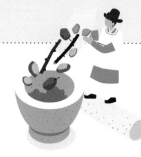

2부

1
면역력과 항바이러스에 좋은 식품
•약품 공용 약선 식재료 33선

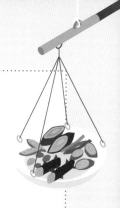

2
면역력과 항바이러스에 좋은 식품
• 약선 식재료 33선

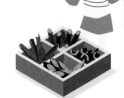

부록

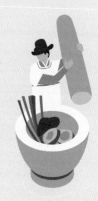

1부

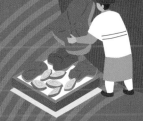

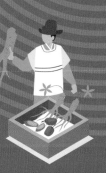

일러두기

이 책은 1부와 2부로 나누었고, 식용 부위는『한약재관능검사 해설서(식품의약품안전평가원, 2012)』를 원칙으로 하였고, 기원(基原)은 한국 공정서『대한약전KP·한약(생약)규격집KHP』, 중국 공정서『중화인민공화국 약전ChP』을 원칙으로 하였다.

1. 1부에서는 한방약선학 이해하기, 한방약선학의 역사, 한방의 원리와 약선이론, 한방약선실무, 바이러스와 면역 등을 서술(敍述)하였다.

2. 2부에서는 면역력과 항바이러스에 좋은 식품·약품 공용 약선 식재료 33선, 면역력과 항바이러스에 좋은 식품 약선 식재료 33선을 다루었다.

3. 1부와 2부 정독을 통해 각자 신체의 열한평증 체질에 맞는 약선 음식(藥膳飮食)을 조리하여 먹을 수 있도록 하였다.

4. 사람의 체질을 열한평증 체질이라 하고, 열증(熱證)인 사람, 한증(寒證)인 사람, 평증(平證)인 사람 등 세 가지 체질(體質)로 분류

하고, 각자 자기 몸의 체질을 알고 약선식재료의 성질, 맛, 귀경, 효능 등을 활용하여 몸에 맞는 식재료를 선택하도록 하였다.

5. 2부에 나오는 식용방법은 평증(平證)인 사람을 기준으로 하였다.

6. 먹는 용량은 1회분이다.

7. 차, 탕, 음료 등으로 하여 마시는 것은 취향에 따라 설탕, 꿀, 빙당 등을 타서 마셔도 좋다.

8. 식당이나 카페에서 영리를 목적으로 식재료를 사용할 때는 식품용(임·농산물)을 사용해야 하며 원료의약품은 한의원에서 사용한다.

1

한방약선학
이해하기

약선은 약이 되는 음식이다

"이 땅에서 태어난 생명들은
이 땅의 것들로 생명을 이어가는 것이
으뜸이라 하였으니,
이는 곧 이 땅에서 생긴 질병은
이 땅의 것들로 다스리는 것이 상식이다.
생명의 근본은 자연에 있고
그 자연의 땅에서는
녹황색의 신비가 가득하기 때문이다"

오래전 고서에서 읽은 이 문구가 필자를 약선 연구의 세계로
발 들이게 하였다. 물질적으로 풍족한 현대사회 속에서 만성질
환과 전염병은 날로 증가하는데 완치율은 제자리에 맴돌고 있

으니 우리 인간이 대응할 방법으로는 예방이 최우선이라 생각했고, 그러기 위해서는 먼저 식단과 생활습관을 바꾸어 건강한 몸을 유지해야 한다는 결론에 이르러 본격적인 연구에 매진하게 된 것이 벌써 20여 년 전의 일이다.

요즘 TV나 언론매체에서 약선(藥膳)이란 말이 자주 소개된다. 약선은 '약(藥)' 자와 반찬 '선(膳)' 자를 합쳐, 말 그대로 '약이 되는 음식'이란 뜻이다.

약식동원(藥食同源)이라는 말에 함축되었듯이, 선인들은 약과 음식은 그 근원이 같다고 생각하여 영양에 대한 육체적인 욕구와 약의 치료기능을 조화시켜 음식으로 건강과 의료를 대신하는 독창적인 건강의학을 발전시켰다. 이는 약재(藥材)를 식용으로 활용하고 식재(食材)를 약용으로 활용하는, 말하자면 약은 음식의 힘을 빌리고 음식은 약의 힘을 빌려 서로 상호작용하도록 하는 것이다.

따라서 약선은 한의학과 조리학의 이론을 바탕으로 한약재와 식재료를 적절하게 배합하고 전통적 또는 현대적인 기술로 조리하여 색(色), 향(香), 맛(味), 모양(形), 효능(效能)을 두루 갖춘 음식의 형태로 완성되며, 이처럼 전통 식이요법과 문화에서 비롯된 한방약선음식은 건강 보조, 질병 예방 및 치료 등에 효과적이다.

동서양을 막론하고 약은 질병 예방과 치료의 수단이다. 한방약선학은 약의 원료인 약재가 갖는 보건, 치료, 예방 및 체질증강 효능과 작용을 일상의 먹거리, 즉 약선식품에 융합시킴으로써 그 식품이 갖는 영양성분과 약재의 치료적 측면의 조화를 꾀하는 과학적이면서도 실용적인 학문으로 발전해 왔다.

또한 한의학과 본초학(질병 치료에 쓰이는 약초 연구)의 약효론을 기본이론으로 하여 그 기원, 발전과정, 이론, 현대에 이르러 응용 및 연구개발 성과 등을 연구하는 학문이며, 현대 한의약학의 중요한 분야로 인정받고 있다.

산천 초근목피(草根木皮)의 힘

일제 강점기와 전쟁을 경험한 어르신들은 물론이고 1960년대의 가난을 기억하는 세대만 하더라도 초근목피 또는 보릿고개라는 말이 낯설지 않다. 먹을 것이 없어서 들판에 나가 풀뿌리(草根)를 캐고 나무껍질(木皮)을 벗겨 연명했다는 슬픈 이야기가 물질적 풍요 속에서 자란 요즘 세대의 피부에 와닿기는 힘들겠지만 불과 한 세기도 되지 않은 일이다.

그런 기아의 고통 속에서도 살아남을 수 있었던 근저에는 삶에 대한 강인한 의지와 더불어 그 초근목피가 지닌, 인간과 자연이 어우러져 살아가는 데 필요한 생명과 치유의 힘이 있었다.

모든 인간은 건강하게 오래 살기를 꿈꾼다. 그러나 오늘날 현실에서 그 꿈은 다소 이상한 형태로 실현되고 있다. 건강보험제도, 의학기술 발달 등으로 산술적인 수명은 늘어났지만 일상에서의 잔병과 정신적 질환이 증가하고 있으며 요양병원 같은 노인복지시설에서 힘겹게 살아가는 노년도 많다.

또한 젊은 세대는 패스트푸드, 인공조미료, 과식과 비만처럼 현대사회의 풍요로움이 가져다준 달갑지 않은 선물로 인해 성인병이나 신종 질병에 노출되고 있다. 이에 따른 대안은 우리 모두 알고 있듯이 행복하고 긍정적인 심리상태, 적당한 운동, 그리고 균형 있고 몸에 이로운 음식을 취하는 것이다.

한방약선에서는 그 음식의 근원을 현대 서양의학의 체계 속에서 구하는 것이 아니라 나와 가까이 있는 산과 들, 그 자연에 널린 초근목피에서 구하고 있다. 우리는 일상생활 중에 '한국사람은 김치를 먹어야 힘이 난다', '매운 고추와 마늘이 들어가야 음식맛이 난다'는 이야기를 자주 한다. 이 땅의 자연과 사람이 상생해서 건강을 유지하고 있음을 내 몸이 직접 입증하고 있는 것이다.

이처럼 우리 몸과 자연이 하나라는 믿음은 서두에 밝혔듯이 '이 땅에서 태어난 생명은 이 땅의 것들로 생명을 이어간다'는 순리에서 출발하여 오랜 역사를 거쳐 연구하고 검증된 학문적 체계가 뒷받침되어 있기에 가능한 일이다.

약효도 중요하고 맛도 중요하다

한방약선은 사람 몸에 필요한 영양분을 공급하면서 동시에 한의학적으로는 질병예방과 치료까지 병행한다는 점에서 병원에서 담당하는 약물치료와 차이가 있다.

여유롭게 식사하거나 치료받을 시간을 내기 힘들 만큼 바쁜 현대인들에게 한의학 이론을 기초로 한 한방약선, 즉 일상 속에서 끼니를 해결하며 질병까지 예방할 수 있다는 제안은 매우 매력적일 것이다.

그러나 여기에는 우리가 간과하기 쉬운 부분이 있다. 인간생활의 기본이 되는 식생활을 매개로 하는 만큼, 이 '음식학문'이 아무리 평소에 건강을 유지시켜 주고 질병 예방과 치료에 효과적이라고 하더라도, 실제로 입에서 받아들일 수 있는 맛이 아니라면 일상생활에서 식사 형태로 적용되기는 쉽지 않다.

분위기 또한 중요하다. 만일 근엄한 표정의 한의사가 연구실험실 같은 분위기의 주방에서 몸에 좋다는 재료를 계량하여 음식을 '제조'하여 내놓는다면 기꺼이 즐기며 먹게 될까. 몸에는 좋을지 몰라도 심리적인 압박과 스트레스가 유발될 것이다.

우리는 맛에 일상적으로 노출되어 있어 음식의 맛이 갖는 효과를 간과하기 쉬운데, 오랜 기간 동안 우리 인간의 입에 적응되어 온 일반적인 식재료와 달리 약선 식재료는 음식에 넣는다고 해서 전부 사람의 입에 맞는 맛을 내는 것이 아니므로 현장에서 여러 재료를 활용하여 맛에 대해 꾸준히 응용하고 연구하는 노력이 필요하다.

특히 누구나 먹어도 탈이 없어야 하고 그 음식을 구성하는 식
재료와의 배합 또한 잘 맞아서 좋은 효능도 가져야 한다. 그러
면서도 음식으로서 입맛에도 맞아야 하고, 한의학적으로도 한
방의 치료원칙, 처방, 임상응용 등을 다루는 방제학(方劑學)의
처방처럼 설득력이 있어야 한다. 이 부분이 약선 연구의 핵심이
자 가장 어려운 부분이다.

일반인이 자주 하는 질문 가운데 하나는 '그렇다면 약선과 기
능성 식품의 차이가 무엇이냐'는 것이다. 기능성 식품은 재료가
가진 성분의 임상적 기능을 중심으로 추출하거나 가공해서 만든
식품인 반면 약선은 식재료의 재배지역, 먹는 사람의 개별적인
체질, 조리방식에 따른 식품으로서의 효과 등을 통합적으로 연
구하여 적용한다. 따라서 일상적으로 상식(常食)해야 한다는 것
또한 단기간 복용하는 약 또는 기능성 식품과의 큰 차이점이다.

그렇기에 약선을 활용하려면 한의학적으로 각 병증(病症)의
증상(症狀)에 대한 대략적인 이해가 있어야 한다. 따라서 한방
내과에 근거해서 각 병증에 대한 증후, 병의 원인·발생·경과
등에 대한 이론이나 이치(病理, **병리**), 질병의 경과를 그 특징에
따라 구분한 시기(**病期**, **병기**), 논리적으로 분석한 병의 증상(辨證,
변증) 등을 전체적으로 이해하면서 그 처방은 약선으로 내릴 수
있어야 한다.

감염병(코로나19) 시대 한방보건의 역할

당분간 코로나19 시대는 지속될 것으로 보인다. 그렇다면 코로나 시대에 어떻게 살 것인지 일상생활, 교육, 산업, 문화 등 여러 관점에서 미리 생각해야 한다.

현재까지 의학적으로는 코로나에 대한 해법을 찾지 못한 채 사회적 대응을 통해 활로를 모색하고 있는데, 인간이 전염의 매개가 되지 않음으로써 전염병을 원천 차단한다는 '비대면untact' 생활방식이 바로 그것이다. 지금까지 군집과 협업을 통해 발전해 온 인류가 전염병에 맞서기 위해 서로 떨어져 사는 방식을 택한 것이다.

이는 이미 충분히 진행되어 온 IT기술의 발달과 개인주의적 생활방식을 통해 빠르게 일상화되고 있다. 따라서 산업혁명 이래 인류가 누렸던 대량소비, 여가, 대형 이벤트, 해외여행처럼 화려하고 활발하며 힘찬 즐거움은 당분간 또는 영원히 사라지고 개인 차원의 단순한 생활과 소박한 행복감이 그 자리를 대체할 것이다.

그 과정에서 일반대중에게 가장 중요한 것은 역시 건강하게 잘 먹고 잘 사는 것이다. 따라서 농업에 대한 인식 변화에 주목해야 한다. 먹을 것이 없으면 아무것도 할 수 없기 때문이다. 바이러스 감염에 대한 공포감은 인구밀도가 낮은 시골로 내려가 대중과 떨어진 채 직접 가축을 키우고 텃밭 농사를 지어 신선하게 먹고사는 웰빙well being을 넘어 힐링healing의 생활을 꿈꾸게 할 수도 있으며, 그러한 사회적 추세 속에서 우리의 식생활 전반이 면역력 높은 식단으로 개선될 수도 있다.

코로나로 인하여 재택근무가 확산되면서 귀농 귀촌이 전 세계적으로 뜨고 있다. 그러므로 한방 건강관리학을 전공하고 농어촌, 산촌(산 속 마을) 등에 내려가 농업, 임업, 어업, 축산업 분야에서 면역력과 항바이러스에 좋은 한방약선 식재료를 생산하여 인터넷 판매하는 사업은 전망이 좋을 것으로 보인다.

또한 대학에서 한방약선학을 강의하는 교육자 입장에서 보면, 초고령화 시대에 진입하고 국민소득이 증가하는 상황에서 코로나 팬데믹(pandemic, **세계적 감염병 대유행**)을 경험한 만큼, 한번 높아진 보건의식은 이번 코로나 19가 종결되더라도 높은 수준으로 지속될 것으로 보인다. 따라서 보건의료 환경에 대한 인식 또한 근본적으로 달라져 각종 감염병을 예방하고 대응할 보건의료 인력 수요가 급증할 것이다.

대학에서는 보건의료와 한방건강 분야의 인기가 상승하고, 보건의료관리학을 전공한 보건교육사의 역할이 확대되며, 보건위생 교육, 보건의료기구 개발 등 감염병 예방에 직간접적으로 기여하는 산업이 번창할 것으로 전망된다.

한방건강관리학을 전공하고 가칭 한방약선조리사가 되는 것역시 바이러스에 대한 면역력을 강화하는 효과적인 식단을 개발·판매하여 전염병 예방에 일조할 가능성이 높아졌다. 필자가

재직하는 경희사이버대학교를 비롯하여 보건의료관리 인력과 한방건강관리 인력을 양성하는 학교들의 위상이 상당히 올라갈 것으로 보인다.

보건한방 분야의 인기 역시 계속되고 공중보건의료 최전선에서 기여할 한방분야 전문가뿐 아니라 개인 간병보조원, 정규간호사, 재택건강보조원 등 보건의료 전반의 인력 수요가 확대될 것이다.

2

한방약선학의
역사

●한국 한방약선학

상고시대부터 사용된 쑥과 마늘

우리 역사에서 한방약선학의 시초라 볼 수 있는 최초의 기록은 단군신화에서 찾아볼 수 있다. 삼국유사(三國遺事) 기이편(紀異篇)에는 『고기(古記)』를 인용하여 단군신화를 기술하고 있는데, 환인(桓因)의 아들인 환웅천왕(桓雄天王)이 곰과 호랑이를 인간의 몸(人身)으로 만들어 주기 위해 사용한 쑥 한 심지(靈艾一炷, 영애일주)와 마늘 20매(蒜二十枚, 산이십매)에서 약선의 개념을 발견할 수 있다.

배달민족이라면 곰과 호랑이가 동굴에 들어가 삼칠일 동안 그것을 먹고 곰은 여인의 몸(웅녀)이 되었고 호랑이는 금기를 이

기지 못해 사람이 되지 못했다는 신화 내용을 모르는 사람은 거의 없을 것이다. 이처럼 상고시대부터 이미 사용되어 온 것으로 보이는 쑥과 마늘은 5C 남북조 시대의 의학자인 도홍경(陶弘景)의 『명의별곡(名醫別曲)』에 처음 기재되었다.

곡식과 식품에 대한 역사적인 추적은 고조선 시대부터 가능한데, 쌀, 보리, 콩, 조, 기장의 오곡(五穀)을 재배하고, 소, 돼지, 개, 닭, 양의 오축(五畜)을 사육하였다. 이즈음에는 논농사를 지어 벼를 수확하였고, 해산물이 중요한 음식으로 활용되었다.

삼국시대부터 중국 약선이론 도입

삼국시대에는 중국에서 많은 의서들이 수입되었으며 이 중 약선(藥膳)에 관한 사료로는 『황제내경(黃帝內經)』, 『신농본초경(神農本草經)』 등이 있어 약선의 근본 이론에 대한 인식이 형성된 것으로 보인다.

또한 이 시대에는 농업이 본격화되었고, 식생활에서도 큰 진전이 이루어져 밥을 짓기 위한 무쇠솥이 보급되었으며, 밥을 주식으로 하고 김치, 젓갈 등을 밑반찬으로 하는 밥상 차림이 형성되었다. 오늘날 우리 민족이 향유하는 식생활의 기본 형태가 갖추어졌다고 할 수 있다.

민간구급서인 고려의 향약구급방(鄕藥救急方)

고려시대 의학발달의 가장 큰 의미는 의사제도(醫事制度)로, 송나라의 제도를 본떠서 혜민국(惠民局)과 전약감(典藥監) 같은 치료기관을 설립한 것이다. 궁중에는 어약(御藥)을 담당하는 상약국(尙藥局), 어찬(御餐)을 담당하는 사선서(司膳署)가 있었고, 식의(食醫)도 두었다.

또한 세종 15년(1433)의 『향약집성방(鄕藥集成方)』에는 민간구급방(民間救急方)인 『향약구급방(鄕藥救急方)』의 일부 내용이 인용되어 있는데, 이 향약구급방은 고려 고종 23년(1236년)경 대장도감(大藏都監)에서 간행한 최초의 의방서다.

이 시기 음식문화에 있어서는 연등회, 팔관회와 같은 국가지정 연회가 있어 연회음식이 발달하였을 것으로 보이고, 차 문화도 발달하였다.

조선조, 한방약선의 눈부신 발전

조선시대에 이르러 『향약집성방(鄕藥集成方)』, 『의방유취(醫方類聚)』, 『동의보감(東醫寶鑑)』 등 수준 높은 의서가 간행되어 한방약선학을 발전시켰다.

어의(御醫) 전순의가 저술한 『식료찬요(食療纂要)』는 현존하는 최고의 식이요법서이고, 『산가요록(山家要錄)』은 현존하는 가장 오래된 농서이면서 식품서 중 가장 최초의 식품 고전으로 인정받고 있어 우리 한방약선학에 매우 중요한 자료다.

조선 후기에는 『동의보감(東醫寶鑑)』을 근거로 임상의학이 발전하였다. 동의보감은 선조가 내장방서(內藏方書) 500권을 내어 주어 허준에게 단독으로 선집(選集)하게 한 백과전서(百科全書) 격인 의서(醫書)로, 10여 년에 걸친 작업 끝에 광해군 2년에 완성하였다.

● 중국 한방약선학

상고대부터 진한까지 풍부한 약선 연구 업적

『회남자(淮南子)』와 『수무훈(脩務訓)』의 기록에는 고대 신농(神農) 시기에 사람들은 이미 수많은 식물의 맛을 보고 샘물의 달고 쓴 맛을 보며 취해야 할 것과 피해야 할 것을 알았다고 나온다. 상고 시기의 인류가 이미 의식적으로 목적을 가지고 '먹을' 것과 '치료할' 원료를 찾아다녔다는 추론이 가능하다.

『황제내경』은 현존하는 가장 오래된 중의(中醫) 서적으로 중의학 이론 체계의 기초일 뿐만 아니라 약선의 이론적 체계를 창조했는데, 음식이 보양과 질병 치료에 있어 중요한 역할을 한다고 규정하고 있다.

후한(後漢) 말기의 의성(醫聖) 장중경(張仲景)은 약선 이론과 실천에 있어 탁월한 공헌을 하였다. 그는 질병을 치료할 때 적당한 음식을 선택하면 약의 효능을 도와 질병을 치료하고 비위를 보호할 수 있다고 했다. 그는 『금궤요략(金匱要略)』의 '부인산후병맥증치 제21'에서 그 유명한 약선처방으로 '당귀생강 양고기탕'을 만들었으며, 저서 『상한론(傷寒論)』에서 약선에 관한 내용을 기록하고 질병을 예방·치료하는 처방을 소개하였다.

진한(秦漢) 시기에 완성된 최초의 본초학 전문서적인 『신농본초경』에는 365가지 약재가 나오는데, 그중 오곡육축(五穀六畜), 채소, 과일에 속하는 것이 수십 가지가 넘는다.

약선의 응용은 다른 비의약류 문헌에서도 보인다. 예를 들어 『시경(時經)』에는 음식이면서 약이기도 한 재료가 실려 있고, 심지어 지리서인 『산해경(山海經)』에도 음식의 약용가치를 자세하게 설명하고 있다.

당(唐)~명(明)에 걸쳐 식이와 약선 연구 완성

당대(唐代)의 손사막(孫思邈, 쑨쓰미아오, 581~682)은 약선 발전과정에 지대한 공헌을 하였다. 그는 『비급천금요방(備急千金要方)』 전집 중 『식치방(食治方)』 편을 통해 식이요법을 전문적인 분야로 확립하였다.

손사막의 제자인 맹선(孟詵)은 식이요법 사상을 계승하여 『보양방(補養方)』을 편찬했으며 후에 장정(張鼎)이 이를 보완하여 『식료본초(食療本草)』를 완성하였다. 이 책은 약선학 사상 최초의 전문서적으로서 세계 죄조의 식이요법 선문서다. 당나라 시대의 이러한 업적은 약선 식이요법 역사에 새 이정표가 되었다.

송대(宋代)에는 나라에서 의술과 약을 매우 중시하여 약선학 역시 더 풍부하고 급속한 발전을 이루었다. 진직(陳直)의 『양로봉친서(養老奉親書)』는 이 시기 약선학 중 가장 걸출한 업적이다. 전권 323개 문장 중 약선 처방이 162개로 가장 많이 차지하고 있다.

원(元) 황실의 약선 의사인 홀사혜(忽思慧)는 『음선정요(飮膳正要)』에서 원나라 이전의 약선 식이요법을 집대성하여 약선학 역사에 한 획을 긋는 공헌을 하였다.

명대(明代)에 커다란 업적을 이룬 약선 전문서적은 『식물본초(食物本草)』로, 이는 『본초강목(本草綱目)』과 더불어 중의학의 문화유산 가운데 찬란히 빛나는 양대 보물이다. 저자가 누구인지는 지금까지 논쟁이 되고 있지만 일설에 의하면 명나라의 유명한 중의학자인 노화(盧和)가 편집했다고 한다.

전 세계로 진출한 중국 현대 약선학

청조(淸朝)에 이르러서도 특색 있는 약선 전문서적이 계속해서 나왔다. 『수식거음식보(隨息居飮食譜)』는 1861년에 완성되었는데, 급성 열병에 대한 4대 명의 중 하나인 왕사웅(王士雄)이 편찬하였다.

19세기 육관표(陸觀豹)의『식용본초』등은 모두 다양한 관점과 다양한 분야에서 음식을 통한 질병 치료와 약선에 대해 논술하고 결론을 내림으로써 약선요법 연구에 귀중한 참고가 되는 자료를 제공하였고, 중국 의학에서 약선연구 분야의 발전을 촉진하였다.

　근대에 들어와서는 사회과학 발전과 국민 생활수준의 점진적 향상에 따라 약선요법 역시 점차 대중적으로 보급되고 발전하기 시작했다. 1949년 중화인민공화국 건국 이후 많은 약선 관련 저서 출판과 약선요법 분야에 대한 체계적인 연구를 통해 끊임없이 발전하고 있으며, 현대 과학의 연구성과와 결합하여 치료 효과가 있는 식품과 음료 품목이 많이 등장했다.

　또한 중국의 약선은 전 세계로 진출하고 있다. 적지 않은 약선 식품 캔과 중의학 건강 음료, 약주 등이 이미 세계 각국으로 수출되고 있으며 일부 국가에서는 약선 식당도 운영되고 있다. 약선 교육은 중의학 대학 본과생의 전공 교육에 편성되고, 정규 교재도 출판되고 있다.

　수천 년의 발전과정을 거쳐 온 중국 약선학은 약선이론 기초부터 발전까지의 과정, 식품에 대한 약용가치 탐구와 이에 그치지 않고 계속해서 광범위하게 개발 운용하는 사례, 세계로 수출되는 과정 등을 통해 중의학에서 비교적 독자적인 학문영역을 구축하고 있음을 입증하고 있다.

3

한방의 원리와 약선 이론

●한방의 기초이론

한방의학의 기초이론은 동양 고유의 우주관과 자연관에서 유추해낸 음양론(陰陽論)과 오행설(五行說)에 근거한다. 이 이론들은 한방의 근본에 흐르고 있는 '사물에 대한 인식론'으로, 음양론과 오행설은 그 후 결합되어 음양오행설로서 전개되고 있다. 약선학의 전반적인 이해를 위해 음양론과 오행설에 대해 간단히 설명하면 다음과 같다.

음양론(陰陽論)

음양사상은 고대 중국사상의 핵심으로, 매우 광범위한 의미를 갖는다. 음양의 기본은 '질(質)'과 '능(能)'을 의미하지만, 동시에 만물이 가진 정반양면(正反兩面)의 상대성을 나타내기도 한다.

즉, 자연계에 존재하는 모든 것을 '양(陽)'과 '음(陰)'으로 구분하여 대립되는 관계에 두는 것이라고 할 수 있다. 태양을 향해서 밝은 쪽은 '양(陽)', 어두운 그늘 쪽은 '음(陰)'이라고 나누는, 지극히 소박한 사고방식으로부터 발전한 것이다. 그렇다면 자연계의 모든 현상과 사물 가운데 음과 양이 서로 대립하고 제약하는 관계를 예로 들어보자.

양(陽)-음(陰)	양(陽)-음(陰)
남(男)-녀(女)	출(出)-입(入)
상(上)-하(下)	밝다(明)-어둡다(暗)
왼쪽(左)-오른쪽(右)	하늘(天)-땅(地)
앞(前)-뒤(後)	해(日)-달(月)
동(動)-정(靜)	적(赤)- 청(靑)

그런데 음양의 관계를 자세히 보면, 표면적으로는 대립하는 것처럼 보이지만 실제로는 항상 움직이며 서로 보호하고 음양의 평형을 이루고 있다. 앞이 없으면 뒤도 없고, 밝음이 없다면 어둠도 없는 것이 음양의 이치다.

오행설(五行說)

오행설이란 우주 자연계의 모든 것(萬物)에서 '목(木)·화(火)·토(土)·금(金)·수(水)'의 다섯 요소(五元素)를 찾아내서 그것이 서로 돕거나 서로 억제하며 취해 간다고 보는 사상이다. 이를 하나씩 살펴보면,

- **목**(木): 초목을 상징하여 그 초목이 싹트는 상태를 의미한다. 만물이 생겨나는 시기로, 계절로는 봄에 해당하며, 방위는 동쪽이다.

- **화**(火): 불을 상징하여 그 활동이 왕성한 상태를 의미한다. 그 성질은 열(熱)이며 만물이 성장하는 시기로, 계절로는 여름에 해당하며, 방위는 남쪽이다.

- **토**(土): 어머니인 대지를 상징해 만물을 육성하는 상태를 의미한다. 사계절 모두와 관계를 갖지만 특히 여름의 복날과 관계가 깊다고 여긴다. 방위는 중앙이다.

- **금**(金): 금속을 상징해 금속의 견고함, 날카로움, 빛을 의미한다. 가을의 풍요함이나 수확을 상징한다. 방위는 서쪽이다.

- **수**(水): 물을 상징하여 용솟음쳐 흐르는 상태를 의미한다. 물은 땅속에서 생명을 길러 만물을 만들어 낸다. 계절로는 겨울에 해당하며, 방위는 북쪽이다.

● 한의학적 약성론(藥性論)

한방의학을 공부하는 이들에게 필독서로 꼽히는『신농본초경』은 BC 3세기경부터 전해진 한방이론을 AD 3세기경(후한시대)에 엮어 편찬한 중국 최초의 약물학 전문서적이다. 이 책에서는 한약과 식재료가 갖는 기본 성질을 각각 다섯 가지 기운(五氣)과 다섯 가지 맛(五味)으로 분류하고 있으며, 이는 오늘날까지 약선 식재료 성분에 대한 기초이론이 되고 있다.

오기(五氣)

오기(五氣)는 음양론으로부터 발전한 것으로, 음식과 한약이 가진 기본적인 성질을 나타낸다. 신체를 따뜻하게 할 것인가, 차갑게 할 것인가, 그 어느 쪽도 아닌가 하는 것을 [한(寒), 냉(冷), 평(平), 온(溫), 열(熱)]의 다섯 가지 지표로 나타낸 것이다.

- **열성**(熱性) : 몸의 열을 올리며, 흥분시키는 작용을 한다.
- **온성**(溫性) : 몸을 따뜻하게 하며, 흥분시키는 작용을 한다. 열성보다 약하다.
- **냉성**(冷性) : 몸은 차갑게 하며, 진정과 소염작용을 한다. 한성보다 약하다.
- **한성**(寒性) : 몸을 매우 차갑게 만들며, 진정과 소염 작용을

한다.

– **평성**(平性) : 차가워지지도 따뜻해지지도 않는 성질이다.

이 가운데 평(平)을 제외하고 사기(四氣)로 구분하기도 한다. 사기는 음양이론에 근거해서 네 가지로 표현한 것으로, 사계절에 상응하여 온(溫)과 열(熱)은 양(陽)의 성질을, 한(寒)과 량(凉)은 음(陰)의 성질을 나타낸다. 이들을 다시 대한(大寒), 대열(大熱), 미한(微寒), 미열(微熱) 등으로 나타내기도 한다. 이러한 사성 이외에 약성이 화평하고 한열온량(寒熱溫凉)에 뚜렷이 편중되지 않은 것을 평성(平性)이라 한다.

이에 따라 추운 계절인 겨울에는, 또는 냉증이 있는 사람들은 '열성(熱性)'과 '온성(溫性)'을 취하는 것이 건강 관리에 효과적이다. 마찬가지로 더운 여름철에는, 또는 몸에 열이 많은 사람들은 '한성(寒性)'과 '냉성(冷性)'을 취해야 한다. 물론 여기에서 말하는 '열과 온', '한과 냉'은 상대적인 정도의 차이이며, 온도나 숫자 등으로 명확히 구분 짓기는 어렵다.

그리고 식재료와 한약은 조리법과 수치법(修治法)에 따라 제각기 가진 오기(五氣)의 성질이 변하는 경우가 있다. 식재료를 예로 들면, 무의 기(氣)는 '량(凉-서늘함)'이며 체내에서는 냉(冷)하게 만드는 작용을 하므로 냉증을 가진 사람들은 조리하지 않은 상태로 많이 먹지 않는 것이 좋지만, 조리과정을 통해 익힌 무는 그 기(氣)가 '량(凉)'에서 '평(平)'으로 변하므로 식용에 적합한 상태가 된다. 또한 기(氣)가 '온(溫)'이라 껍질은 서늘하고 속은 따뜻한 생강의 경우 익히면 전체가 따뜻한 '온(溫)'으로 활성화 된다. 이처럼 '한(寒)'과 '량(凉)'의 성질을 가진 식재료에 열을 가해 조리하면 오기(五氣)의 성질은 변한다.

오미(五味)

식재료가 갖는 맵고(辛, 신) 달고(甘, 감) 시고(酸, 산) 쓰고(苦, 고) 짠(鹹, 함) 다섯 가지 맛으로, 각각의 맛이 수행하는 작용이 있다.

신미(辛味)는 매운맛으로, 발산발한(發散發汗), 행기(行氣), 행혈(行血), 신윤(辛潤), 건위(健胃) 기능을 한다.

- **발산발한**(發散發汗) : 속열을 식히고 땀 나게 함
- **행기**(行氣) : 기운을 잘 돌게 함
- **행혈**(行血) : 혈액순환이 잘되게 함
- **신윤**(辛潤) : 몸의 진액을 생성하여 윤택하게 함
- **건위**(健胃) : 위를 튼튼하게 함

감미(甘味)는 단맛으로, 이완자양(弛緩滋養), 보익(補益), 화중(和中), 완급지통(緩急止痛), 윤조(潤燥) 작용을 한다.

- **이완자양**(弛緩滋養) : 근육을 풀어 주고 기운 나게 함

- **보익**(補益) : 몸을 보(補)함
- **화중**(和中) : 조화롭게 함
- **완급지통**(緩急止痛) : 당기면서 아픈 것을 멈추게 함
- **윤조**(潤燥) : 건조한 것을 윤택하게 함

산미(酸味)는 신맛으로, 수렴고삽(收斂固澁), 지혈(止血), 지해(止咳), 탈항(脫肛) 방지 등의 작용을 한다.

- **수렴고삽**(收斂固澁) : 수렴작용을 함
- **지혈**(止血) : 피를 멈추게 함
- **지해**(止咳) : 기침을 멈추게 함
- **탈항**(脫肛) : 항문이 빠지는 것

고미(苦味)는 쓴맛으로, 청열진정(淸熱鎭靜), 조습견화(燥濕堅化), 설강(泄降), 건위(健胃) 등의 작용을 한다.

- **청열진정**(淸熱鎭靜) : 열을 내리고, 마음을 안정시키는 작용
- **조습견화**(燥濕堅化) : 습한 것을 건조하게 하고, 굳은 것을 풀어 줌
- **설강**(泄降) : 아래로 배출함
- **건위**(健胃) : 위를 튼튼하게 함

함미(鹹味)는 짠맛으로, 연화산결(軟化散結), 통변(通便), 윤조(潤燥), 보신(補腎), 양혈(養血), 자음(滋陰機能) 기능을 한다.

- **연화산결**(軟化散結) : 뭉친 기나 혈을 부드럽게 풀어 줌
- **통변**(通便) : 변을 잘 보게 함
- **윤조**(潤燥) : 건조한 것을 윤택하게 함
- **보신**(補腎) : 신장을 보(補)함
- **양혈**(養血) : 피를 보(補)함
- **자음**(滋陰) : 음의 기운을 좋게 함

귀경(歸經)

약재 또는 약물이 사람 몸에 들어가면 온몸에 동일하게 작용하지 않고 체내의 특정 부위 또는 특정 경락에 현저하게 선택적인 작용을 하는데, 한의학에서는 이를 귀경(歸經)이라고 한다.

약선 식재료의 다섯 가지 맛도 귀경과 관계있는데, 매운맛은 폐, 단맛은 비장, 신맛은 간, 쓴맛은 심장, 짠맛은 신장에 영향을 준다.

독성(毒性)

약선 식재료가 몸을 손상시키는 위험 작용을 의미하며, 약선

식재료를 선택하고 배합할 때 반드시 중시해야 하는 부분이다. 약선 식재료는 대부분 독성이 없는 것을 사용하지만 상황에 따라서 약간의 독성이 있는 재료를 쓰기도 하는데, 적절한 포제(炮製) 과정을 거치면 독성이 있는 식재료라도 독성이 줄어들거나 제거된다.

●신체의 열한평증 체질(熱寒平證 體質)

나의 체질 알아보기

오기(五氣) 가운데 사람 신체의 체질은 열증(熱證), 한증(寒證), 평증(平證, 평범한 증) 등 세 가지로 분류할 수 있으며, 이 체질에 따라 한방약선뿐 아니라 한의학적 처방도 행해지므로 평소에 자기 체질을 잘 파악하고 있는 것이 중요하다.

그렇다면 나는 열증(熱證), 한증(寒證), 평증(平證) 가운데 어떤 체질일까. 다음과 같은 문진검사를 통해 각자 자신의 체질을 파악할 수 있다.

신체 열한평증(熱寒平證) 체질 문진검사표

해당 사항의 ( )안에 ●를 표기 하세요.

체질이 열증(熱證)인 사람	체질이 한증(寒證)인 사람
얼굴색이 붉은색 또는 황색이다 ( )	얼굴색이 창백하거나 흑색이다 ( )
갈증이 심하고 냉수를 좋아한다 ( )	여름에도 온수를 좋아한다 ( )
냉방이 좋고 난방을 싫어한다 ( )	냉방이 싫고 난방을 좋아한다 ( )
팔·다리가 따뜻하다 ( )	팔·다리가 차다 ( )
진한 가래 ( )	묽은 가래, 콧물 ( )
소변의 색이 진한 황색 또는 붉은색 ( )	소변의 색이 무색 또는 투명하다 ( )
변비가 있다 ( )	연변 또는 설사를 한다 ( )
월경이 빨리 오고 양이 많다 ( )	월경이 늦게 오고 양이 적다 ( )
흥분적, 항진적인 상태이다 ( )	위축적, 쇠퇴적인 상태이다 ( )
갈증이 나서 자주 물을 마신다 ( )	갈증은 없고 따뜻한 물을 좋아한다 ( )
찬물을 좋아한다 ( )	따뜻한 물을 좋아한다 ( )
몸과 마음이 답답하고 열이 나서 손과 발을 가만히 두지 못한다 ( )	손과 발의 체온이 내려가면서 손발 끝에서부터 차가워진다 ( )
혀의 색이 황색이며 거칠다 ( )	혀의 색이 흰색이며, 미끄럽다 ( )
맥이 뜨거나, 빠르다 ( )	맥이 느리다 ( )
얼굴이 밖을 향하게 눕는다 ( )	얼굴이 벽을 향하게 눕는다 ( )
눈을 뜨고 밝은 것을 좋아한다 ( )	눈을 감고 밝은 것을 싫어한다 ( )
사람 만나는 것을 좋아한다 ( )	사람 만나기를 꺼린다 ( )
반듯하게 누워 발을 뻗는다 ( )	몸이 차고 손과 발을 오그린다 ( )
몸은 가볍고 가슴이 답답하다 ( )	심장이 조용하고 소리가 없다 ( )
호흡이 거칠다 ( )	호흡이 약하다 ( )
시원한 것을 좋아한다 ( )	따뜻한 것을 좋아한다 ( )

손과 발이 따뜻하다 ( )	손과 발이 차다 ( )
적극적이고, 남성적이다 ( )	소극적이고 여성적이다 ( )
말을 많이 한다 ( )	조용하고 말이 없다 ( )
몸이 열이 많고 튼튼하다 ( )	몸이 차고 약하다 ( )
더위를 많이 탄다. 겨울이 좋다 ( )	추위를 많이 탄다. 여름이 좋다 ( )
밥맛이 좋고 소화가 잘된다 ( )	밥맛이 없고 소화가 안 된다 ( )
땀이 잘 난다 ( )	땀이 잘 안 난다 ( )
배가 따뜻하고 내복을 잘 입지 않는다 ( )	배가 차고 몸에서 찬바람이 난다 ( )
체질이 평증(平證)인 사람	
열이 많거나, 차거나, 따뜻하거나, 서늘하거나 등에 속하지 않고, 평범하다 ( )	

괄호 안에 성명을 써주시고 해당 신체의 열한평증체질(熱寒平體質證)에 ●를 하세요.

(님)

신체 체질이 열증( )
신체 체질이 한증( )
신체 체질이 평증( )

체질에 맞는 처방 찾기

위와 같은 문진 결과에 따라 체질을 판단했으면 식재료의 성질과 관련하여 다음과 같은 처방이 필요하다.

- 열증(熱證) : 식재료의 성질이 차거나(寒), 서늘하거나(凉), 평범한(平) 재료를 사용한다.
- 한증(寒證) : 식재료의 성질이 열하거나(熱), 따뜻하거나(溫), 평범한(平) 재료를 사용한다.
- 평증(平證, **평범한 증**) : 식재료의 성질이 평범한(平) 재료를 주로 사용하고, 성질이 열하거나(熱), 차거나(寒), 따뜻하거나(溫), 서늘한(凉) 재료도 약간 사용한다.

또한 식재료의 귀경(歸經)도 살펴야 한다. 그 식재료가 폐경(肺經), 간경(肝經), 비경(脾經), 위경(胃經), 심경(心經), 신경(腎經), 방광경(膀胱經), 대장경(大腸經), 소장경(小腸經) 가운데 어디로 들어가는지 살펴 사용해야 한다.

다양한 임상경험을 눈여겨보자

한약의 오기(五氣)와 식재료의 오미(五味)를 각자의 열한평증 체질과 귀경에 맞추어 사용하는 것은 매우 복잡하며 집중력을 요구하는 일이다. 따라서 가급적 많은 사례를 보면서 처방의 결과를 추적하는 것이 중요하다.

지금까지 약선연구 현장에서 체질에 따른 레시피를 제시하여 현저히 개선된 사례를 꼽아 보면 다음과 같다. 물론 한의학에서는 이러한 과정과 결과를 계량화하기 힘들고 사례별로 일반화하기에는 많은 변수가 있으므로 약선학 학습자를 위한 참고 용도로 제시한다.

약선 임상사례

증상	약선 레시피	결과
잦은 감기 – 고2 학생 – 약간 찬 체질(微寒)	– 식품용 황기(溫) 10g 달인 즙으로 밥물 맞추어 밥을 지어 먹고, – 식품용 둥굴레(平) 10g, 식품용 길경(말린 도라지, 平) 8g 등을 후식용 차로 하여 하루 3번 나누어 마심	3개월 후부터 증상 완화, 7개월 후부터 감기가 잘 걸리지 않음. 간 기능 검사도 섭취 전후 모두 정상
비염 – 가수 – 약간 찬 체질(微寒)	– 식품용 신이(말린 목련 꽃봉오리, 溫) 8g, 식품용 길경(말린 도라지, 平) 8g 등을 달인 즙을 하루 여러 번 나누어 마심	7개월 마신 후 비염 증상 호전되어 노래하는 데 불편함 해소
얼굴 여드름, 알러지 피부 – 22세 여성 대학생 – 평범한 체질(平)	– 식품용 황기(溫) 10g, 식품용 방풍(平) 8g, 식품용 연교(개나리의 과실, 微寒) 8g 등을 차로 하여 하루에 여러 번 나누어 마심 – 박하(涼) 달인 즙으로 세수와 목욕	6개월 후 얼굴 여드름 사라지고 피부 알러지도 완화

만성 신경성 두통 - 50대 주부 - 약간 찬 체질(微寒)	- 식품용 당귀(溫) 6g, 식품용 복신(솔뿌리혹, 平) 8g 등을 달인 즙으로 밥물을 맞추어 밥을 지어 먹음	한 달 후 두통 해소
만성신경성 불면증 - 40대 여성 직장인 - 평범한 체질(平)	식품용 볶은 산조인(平) 10g, 식품용 복신(솔뿌리혹, 平) 10g 등을 차로 하여 하루에 여러 번 나누어 마심	한 달 마신 후 수면 양호
키 성장 - 중1 여학생 - 찬 체질(寒)	성장클리닉에서 최고치를 153cm로 예측하며 성장호르몬 주사 권유. 주사 대신 식품용 오가피(溫) 4g, 식품용 두충(溫) 4g 달인 즙을 하루 여러 번 나누어 마심	6개월 마신 후 3년 후 162cm까지 성장
만성 비만 - 30대 여성 - 약간 찬 체질(微寒)	식품용 산사(微溫) 15g, 식품용 연잎(平) 15g 등을 차로 하여 하루 여러 번 나누어 마심	3개월 마신 후 살이 빠지기 시작하여 6개월 후 15kg 감량
만성 관절염, 요통 - 40대 남성, 　전 격투기 선수 - 평범한 체질(平)	식품용 우슬(平) 10g, 식품용 두충(平) 10g, 대추채(溫) 5g 등을 차로 하여 하루 여러 번 나누어 마심	3개월 마신 후 증상 완화, 7개월 후부터 크게 개선
기억력, 집중력 향상 - 고1 남학생 - 찬 체질(寒)	식품용 푸른 은행잎 말린 것(溫) 8g, 대추 채(溫) 8g 등을 차로 하여 하루 여러 번 나누어 마심	6개월 마신 후 기억력과 집중력 향상

4

한방약선 실무

●약선음식 만들기

약선 재료 채취 시기

약선 재료를 채취하는 시기는 재료의 종류에 따라 다르다. 수많은 재료의 채취시기를 일일이 열거하기는 힘드나, 크게 생각해 보면 자연과 계절조건에 맞추어 채취하는 것이 이치에 맞는다.

봄에는 주로 영양분이 새싹에 있으므로 쑥, 죽순, 두릅 등을 채취하고, 여름에는 건조하므로 수분이 많은 오이, 수박, 참외, 호박 등을 채취하며, 가을에는 뿌리에 영양분이 많으므로 무, 우엉, 고구마 등을 채취하고, 겨울에는 면역력에 좋은 시금치, 보리순, 유채 등을 채취하는 것이 좋다.

약선 재료 준비

약선 재료를 정해진 방법에 따라 필요에 맞게 일정한 규격으로 변형·가공하는 것을 포제(炮製)라고 한다. 원재료인 식물, 동물, 광물, 어류 등은 생산지에서 간단한 가공 또는 일상적 활용을 위한 가공을 거치지만 그 크기가 크거나 굵을 수도 있고 이물질이 섞이거나 독성이 함유될 수도 있으므로 요리 재료로 사용하기에 부적절할 수 있다. 따라서 세심한 포제과정을 거쳐 적당한 길이나 두께로 썰거나 자른 음편(飮片)으로 제조하여 사용한다.

약선 재료에 대한 이러한 포제과정을 통해,

- 효능은 좋으나 독성이나 부작용이 강해 사용하기에 부적절한 일부 재료의 독성이나 부작용을 제거하거나 경감시킨다.

- 재료의 사기(寒熱溫凉)와 오미(辛甘酸苦鹹) 중 어느 한 부분이 너무 크거나 강해 신체의 특정 부분을 손상하지 않도록 그 성미를 완화하고 안정시킨다.

- 포제하는 과정을 통해 약효성분의 용출률이 원재료 상태보다 우수해져 약선 재료의 치료 효과를 높인다.

- 재료의 작용부위를 변화시키거나 선택적 작용이 되도록 한다.

- 재료를 용도에 맞게 자르거나 가열함으로써 요리하기 편하도록 한다.(예 : 딱딱한 재질의 광물류, 갑각류, 동물화석류를 가열 등을 통

해 바삭하고 분쇄가 잘되게 함)

- 채집, 운반, 저장 과정의 이물질(모래, 진흙, 곰팡이 등)을 제거하고 청결한 상태로 정제함으로써 저장 보관하기 좋다.
- 식용에 거부감이 있는 재료는 포제를 통해 맛을 교정하여 복용하기 좋게 한다.

약선 재료 건조하기

일반적으로 재료를 말리는 목적은 부패나 변질을 막고 약효를 보존하며 운반과 보관을 편리하게 하는 데 있다. 따라서 바람, 온도, 습도 등이 중요하다.

폭건(暴乾)은 햇볕에 직접 쬐어 말리는 것이고, 음건(陰乾)은 바람이 잘 통하는 그늘에서 말리는 것이다. 재료의 성질과 용도에 따라서도 건조방법에 차이가 있는데, 잎을 주로 먹는 나물은 살짝 데쳐서 말리고, 당근, 죽순, 무, 호박, 가지, 버섯 등은 먹기 좋도록 한 입 크기로 잘라 말린다.

생선은 기온이 높지 않은 겨울에 말리는 것이 좋다. 바람이 잘 통하는 곳에서 햇볕에 쬐어 말리면 색과 향이 살아난다.

약선음식의 형태

약선 재료로 만든 약선음식이 표현되는 형태는 크게 탕(湯), 산(散), 환(丸), 단(丹), 과립(顆粒)이다.

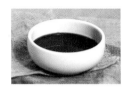 – 탕(湯)은 물로 달여 찌꺼기를 제거하고 그 즙을 취하는 것으로, 오래된 병을 다스리는 데 쓴다.

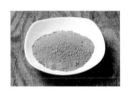 – 산(散)은 약재를 갈아 혼합한 건조분말로서, 급한 병을 다스리는 데 쓴다.

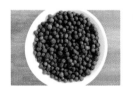 – 환(丸)은 약재를 갈아 가루를 낸 후 고체 형태로 만든 것으로, 병을 천천히 다스리는 데 쓴다.

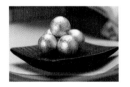 – 단(丹)은 본래 광물성 약물인 단사(丹砂, 천연 황화수은)가 배합된 처방이라는 의미였지만, 요즘은 매우 귀한 약물을 썼거나 고귀한 효능을 지니고 있다는 의미로 많이 쓰인다.

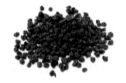

– 과립(顆粒)은 둥글고 산 알갱이 형태다. 탕약을 농축하여 전분을 섞어 과립형태로 만들어 환자의 한열(寒熱)에 따라 미지근한 물에 타서 들거나 차게 해서 들게 하고, 입안에 넣고 물과 함께 마시기도 한다.

●약선음식 먹기

약선음식을 먹는 방법

같은 음식이라도 사람 체질에 따라 먹는 방법을 달리해야 좋은 효과가 증진되고 나쁜 효과는 감해진다. 대개 약선음식을 먹을 때 찬 성질의 음식은 열(熱) 체질인 사람이 따뜻하게 먹고, 더운 성질의 음식은 찬(寒) 체질인 사람이 따뜻하게 먹는 것이 좋으며, 탈 없이 골고루 잘 맞도록 중화(中和)하는 음식은 평범한(平) 체질인 사람이 따뜻하게 먹는다. 탕(湯)은 따뜻하게 먹으면 소화가 잘되고, 차게 먹으면 소화가 잘 안된다.

앞에서 우리는 몸의 체질을 열한평증 체질이라 하고, 열증(熱證)인 사람, 한증(寒證)인 사람, 평증(平證)인 사람 등 세 가지로 분류한 바 있다. 이에 따라 각자 자기 몸의 체질을 알고, 약선식 재료의 성질, 맛, 귀경, 효능 등을 활용하여 몸에 맞는 식재료를 선택하면 된다. 아래와 같은 예시를 보자.

『체질이 열증(熱證)인 사람』

식재료의 성질이 차거나(寒), 서늘하거나(凉), 평범한(平) 것을 사용한다. 예를 들면, 성질이 평범하고, 폐경으로 들어가며, 기운 나게 하는 **멥쌀**에, 성질이 서늘하고, 폐경으로 들어가며, 면역력을 활성화하는 **율무** 등과, 성질이 서늘하고, 폐경으로 들어가며, 항바이러스에 좋은 미나리 달인 즙을 솥에 넣고 밥물의 양을 맞춰 지은 **미나리즙밥**과, 성질이 차고, 폐경으로 들어가며, 면역력 증강에 좋은 **김구이**, 성질이 차고, 폐경으로 들어가며, 면역기능 강화에 좋은 **오이무침**을 먹고, 후식으로는 성질이 약간 차고, 간경으로 들어가는 **결명자차**를 마신다.

『체질이 한증(寒證)인 사람』

식재료의 성질이 뜨겁거나(熱), 따뜻하거나(溫), 평범한(平) 것을 사용한다. 예를 들면, 성질이 평범하고, 폐경으로 들어가며 기운 나게 하는 **멥쌀**에, 성질이 따뜻하고, 폐경으로 들어가며, 면역력 증강에 좋은 오미자 달인 즙을 솥에 넣고 밥물의 양을 맞춰 지은 **오미자즙밥**과, 성질이 평범하고, 폐경으로 들어가며, 면역력 증강에 좋은 **도라지나물**을 먹고, 후식으로는 성질이 따뜻하고, 폐경으로 들어가며, 면역 증강과 항바이러스에 좋은 **황기차**를 마신다.

『체질이 평증(平證)인 사람』

식재료의 성질이 평범한(平) 것을 주로 사용하고, 뜨겁거나(熱), 차거나
(寒), 따뜻하거나(溫), 서늘한(凉) 재료도 적은 양을 사용한다. 예를 들
면, 성질이 평범하고, 폐경으로 들어가며 기운 나게 하는 **멥쌀**에, 성질
이 평범하고 폐경으로 들어가며 면역 증강에 좋은 참마 달인 즙을 솥에
넣고 밥물의 양을 맞춰 지은 **참마즙**밥과, 성질이 평범하고, 간경으로 들
어가며, 면역기능 증강에 좋은 **시금치나물**을 먹고, 후식으로는 성질이
평범하고, 폐경으로 들어가며, 면역 강화에 좋은 **망고**를 먹는다.

약선음식 배합금기(配合禁忌)

한약이나 한방약선에서 재료를 배합하는 일곱 가지 유형을
칠정(七情)이라 하는데, 이는 단행, 상수, 상사, 상오, 상외, 상
반, 상살 등 일곱 가지다.

- **단행**(單行) : 한 가지 약선식재료로 치료효과를 내는 방법
- **상수**(相須) : 효능이 유사한 두 가지 이상의 약선 식재료를 배
  합하여 상승작용을 하도록 하여 원래의 효능보다 더 증진시
  키는 배합방법
- **상사**(相使) : 약성과 효능이 서로 공통되는 부분이 있는 약선
  식재료를 함께 배합하되 한 가지 재료가 위주가 되고 다른
  한 가지 재료는 보조가 되게 하여 주재료가 되는 재료의 효
  능을 증강시키는 배합방법

- **상오**(相惡) : 두 가지 약선 식재료를 함께 배합했을 때, 어느 한 가지 약선 식재료가 다른 한 가지 약선 식재료의 효능을 파괴하거나 감소시키는 배합방법
- **상외**(相畏) : 어느 한 가지 약물이나 약선 식재료의 독성이나 부작용이 다른 한 가지 약물이나 약선 식재료에 의해 감경(減輕)되거나 제거되는 배합방법
- **상반**(相反) : 두 가지의 약선식재료를 함께 배합했을 때 독성이나 부작용이 더욱 증진되는 배합방법
- **상살**(相殺) : 어느 한 가지 약선 식재료가 다른 한 가지 약선 식재료의 독성이나 부작용을 감경(減輕)시키거나 제거하는 배합방법

먹는 음식은 질병과 잘 맞는 경우도 있고, 몸에 해가 되는 경우도 있는데, 잘 맞으면 몸을 보양하지만 맞지 않아 해가 되면 질병을 일으킨다. 음식으로 양생(養生)하면서 음식물의 성질에 상반(相反), 상기(相忌-서로 꺼림)가 있는지 모르고 함부로 섭취하면 가볍게는 오장(五臟)이 편안하지 못하고 심하면 화(禍)를 일으켜 병이 된다. 일부 음식물의 배합은 아직 과학적인 실험으로 검증되지 않은 것이므로 앞으로 상당수는 지속적인 연구가 필요하다.

약선음식을 먹을 때 서로 좋지 않은 작용을 하므로 배합하지 않아야 할 금기는 다음 표와 같다.

배합 금기 약선음식

번호	약선 재료	금기
1	꿀	파, 부추 – 독성이나 부작용 증강
2	백출, 창출	복숭아, 자두, 참새고기, 조개, 고수, 마늘, 청어, 젓갈
3	지황	무씨, 파, 마늘, 패모, 무(혈(血)을 소모시켜 수염과 머리털이 빨리 흴 수 있다)
4	황기	백선피(봉황삼), 세신, 자라
5	하수오	비늘 없는 물고기, 무, 파, 마늘
6	황련, 길경	돼지고기 – 약효 감소
7	세신	생채, 황기, 산수유
8	목단피	고수(생것)
9	복령	식초 – 복령의 이전 약효까지 모두 없어짐
10	감초	해조, 돼지고기, 배추(지병이 낫지 않음)
11	자라고기	비름나물, 돼지고기, 토끼고기, 오리고기, 닭고기, 달걀
12	천문동, 맥문동	잉어(잉어를 잘못 먹어 중독되면 부평초로 풀어준다)
13	황정	매실
14	우슬(쇠무릎)	쇠고기 – 독성이나 부작용 등으로 효능 감소
15	당귀	뜨거운 밀가루 음식(국수), 석창포, 해조
16	산수유	도라지, 방풍
17	오미자	둥굴레
18	목단피	마늘
19	육계(계피)	생파, 천산갑
20	후박	붕어(독성이나 부작용 등으로 효능 감소), 검정콩
21	위령선	차의 싹, 면, 탕

22	창이자	돼지고기, 쌀뜨물
23	건칠	기름
24	인삼	검은콩, 무(인삼의 유효성분을 해독시켜 인삼의 약 효능을 감소시킨다), 무씨, 거북이
25	구기자	유제품
26	단삼	검정콩, 식초
27	더덕	검정콩
28	석창포	엿, 양고기
29	사향	마늘
30	파고지	양고기
31	연꽃	지황, 마늘
32	행인 (살구씨)	속미(粟米 - 좁쌀), 개고기(유해물질이 발생한다)
33	꿀	파, 상추, 부추
34	오매, 매실	황정 - 황정의 약효 저하, 돼지기름
35	모든 뿔	소금
36	돼지고기	창출(독성이나 부작용 등으로 효능 감소), 황련(약효 감소), 설사, 아욱(기운 소모), 백합(돼지고기와 백합을 먹고 중독이 생기면 부추즙을 먹어 풀어준다), 국화(유해물질이 발생한다), 메밀(탈모나 중풍을 일으킬 수 있다), 살구씨(복통), 보골지(양기 손실), 길경(설사), 창이자(중풍), 계란, 메주콩(기가 막힘), 자라(몸이 손상), 감초
37	돼지 선지	숙지황, 하수오 - 양기(陽氣 - 원기) 손상
38	돼지 간	생선회(종기가 날 수 있다)
39	잉어	자소엽(생화학 반응이 일어날 수 있다), 닭고기, 개고기, 돼지 간, 용골(독성이나 부작용 등으로 효능 감소), 맥문동, 천문동(서로 부조화), 아욱

40	붕어	산약(부작용), 사삼(건강 부조화), 마늘 – 열 조장(熱助長), 갓 – 부종, 돼지간, 닭고기 – 부종, 맥문동 – 해로움, 더덕
41	자라	돼지, 토끼, 오리(모두 찬 성질이라 해로움), 박하(효능상 부조화), 겨자(욕창, 복숭아씨)
42	호두	오리고기
43	밀	무씨, 산초
44	대추	게, 해파리(한열병, 寒熱病), 메기(탈모), 새우껍질(중독), 파, 생선
45	생강	황금
46	오이	참외, 수박
47	녹두	잉어
48	장어	은행(생화학 반응이 일어날 수 있다)
49	게	감, 꿀, 대추 중풍 환자는 금기한다.
50	새우	개고기, 닭고기
51	목이버섯	맥문동(가슴이 답답하다)
52	구리, 쇠	지모, 상백피, 천문동, 생지황, 숙지황, 적하수오, 지골피, 저령, 목단피, 석류, 두충
53	식초	조갯살(독성이나 부작용 증강)
54	소고기	돼지고기(기생충), 생강(치아 손상), 달래(화병이 발생할 수 있다), 밤, 개고기, 쇠무릎
55	우유	생선회(배 속에 덩어리 생김), 신맛(독성이나 부작용 증강), 찬 체질(설사)
56	술	우유(기가 막힘), 차(茶)(신장 손상), 단 음식
57	양고기	반하, 창포(독성과 부작용 증강), 식초(심장 손상), 메밀과 콩물(오래된 병 재발)
58	닭고기	겨자, 자두(화열조장(火熱助長)), 개고기, 자라고기, 토끼고기

59	오리고기	메추리, 자라고기
60	오리알	오디(위암 초래), 오이, 메추리
61	꿩고기	메밀, 사슴고기, 돼지간, 붕어, 호두, 참나무버섯
62	개고기	자리공 뿌리(독성이나 부작용 증강), 살구씨(개고기 효능 제거), 마늘(화(火)를 조장(助長)하여 몸을 해롭게 함), 오리고기

출산 전후 금기 음식

구분	금기 음식	부작용
임신부	되고 미끄러운 음식: 찹쌀, 밀가루, 보리	비위허약
	날 음식과 찬 음식	비위허냉(脾胃虛冷)
	기름지고 느끼한 것: 동물기름	치즈(담습(痰濕) 유발)
	비늘 없는 생선: 갈치, 병어, 가자미 등	
	새우, 게, 양고기, 개고기, 사슴고기	풍열(風熱), 담열(痰熱)
	맵고 자극성 강한 음식: 파, 생강, 마늘, 고추, 초피, 부추, 술 등	풍열증 유발
	메밀, 수수, 고구마, 토란	가스 참
	옻, 지네, 사향, 번사엽, 알로회, 초오	독성
	도인, 홍화, 우슬	파혈 효능이 유산 유발
	대황, 목단피, 동규자	통경 효능이 유산 유발
	지실, 지각	묵은 체기 해소 효능이 유산 유발
	목향	행기 효능이 유산 유발
	맵고 열나는 것 : 부자, 건강, 육계	

임산부	매끄러운 것 : 목통(으름 덩굴줄기), 왕불류행(장구채 씨)	
	맥아(겉보리 발아)	유즙 억제 (모유 안 나오게 함)

약선 재료 사용 시 주의할 점

우리 주변에는 평소 건강에 관심을 많이 두고 운동은 물론 음식 섭취에도 신경을 기울이는 사람들이 있다. 바람직한 현상이지만 가끔은 그 정도가 지나쳐 한약재의 용도를 맹신하거나 오남용하는 사례도 눈에 띄는데, 이에 대해 각별한 주의가 필요하다.

한약재는 약이다. 약은 허가받은 전문가가 전문지식을 바탕으로 치료 목적으로 사용하는 것이지 평상시에 건강을 유지하기 위해 상복하는 용도가 아니다. 따라서 한약재를 식품으로 사용하는 것은 매우 위험한 일이다.

특히 약령시장 등에서 쉽게 볼 수 있는 우슬, 당귀, 오가피, 황기, 두충 등은 일반인들이 친숙하게 여겨 한약재용과 식품용으로 용도가 구분되어 있음에도 불구하고 특별한 주의를 기울이지 않고 한약재용으로 구입한 후 일상에서 식품으로 잘못 사용하는 경우가 빈번하다. 일례로 가정이나 식당에서 닭백숙 요리를 할 때 몸에 좋거나 잡냄새를 없애줄 것이라고 믿으며 한

움큼씩 집어넣거나 절임 반찬을 만들어 먹는 등 일반적인 요리 습관으로 다루는 경우가 많다. 이럴 경우 독성 등 인체 부작용 위험이 크고, 약사법 같은 실정법을 위반할 소지도 크다.

같은 재료라 하더라도 농림부에서 식품으로 허가한 것과 식품의약품안전처에서 약으로 분류한 것이 다르니 반드시 구분해서 안전하게 사용해야 한다. 특히 식당이나 카페, 찻집 등에서 영리를 목적으로 식재료를 사용할 때는 반드시 식품용(임산물, 농산물)을 사용해야 한다. 원료의약품은 한의원에서 사용하는 것이다.

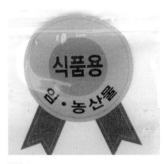
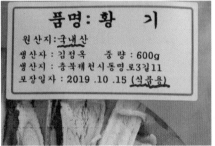

5

바이러스와
면역

• 바이러스(Virus) 시대

시험대에 선 21세기 보건위생

전 세계적인 인적, 물적 이동이 불가피한 현실 속에서 이제는 한 나라만 방역정책을 잘 수행한다고 해서 감염병을 차단하기는 어려운 시대가 되었다. 공중보건의 수준을 높이기 위한 국가 간 선의의 경쟁과 연대가 필요하며, 개별국가 차원에서도 공공의료 수준을 높이고 의료전달 체계를 제대로 정비해야 한다. 또한 공중보건 의료인 육성에도 집중 투자해야 한다. 최근에 공공의료부문 특히 질병관리, 공중보건, 응급의학 등에 필요한 인력을 대규모 확충하겠다는 정부 계획이 발표된 것은 매우 고무적인 일이다.

바이러스와의 전쟁이 언제까지 계속될지는 아무도 예측할 수 없다. 삶의 터전이 전쟁터가 되어 버린 지금, 바이러스가 휩쓸고 지나간 자리에서 사람들은 분노하는 대신 서로를 걱정하고 위로하며 일상으로 돌아갈 날을 기원하고 있다.

바이러스와의 전쟁에서 가장 중요한 것은 각자가 보건위생에 최선을 다하고, 특히 시민의식을 통해 공중위생을 철저히 지키는 일이다. 이번에 코로나19 예방책으로 마스크 착용과 손 씻기를 생활화하면서 일반 감기환자가 급감했다는 분석이 있었던 만큼, 지금까지 우리 일상의 예방적 보건위생 수준이 얼마나 미흡했는지 되돌아볼 필요가 있다. 예측 불가능한 바이러스의 변이 속에서 최상의 방어는 면역력 강화와 공중위생뿐이다.

숙주를 통해 괴물로 돌변하는 바이러스

이번에 세계를 공포 속에 넣은 코로나19를 비롯해서 도대체 '바이러스'의 정체는 무엇일까? 바이러스는 동물, 식물, 세균 등 살아있는 세포에 기생하고, 세포 안에서만 증식이 가능한 생물과 비생물의 중간 존재로서, 숙주가 있어야 번식이 가능하고, 핵산과 단백질이 주요 성분이며, 병원체가 되기도 한다. 핵산 종류에 따라 DNA바이러스와 RNA바이러스로 나뉘고, 자신이 기생하는 숙주에 따라 동물바이러스, 식물바이러스, 박테리오파지로 나뉜다.

바이러스는 증식하거나 진화하고 유전적 돌연변이가 발생하는 등 생명체로서의 특징을 갖는다. 다른 한편으로는 단독으로는 증식하지 못하고 숙주 감염 이후에만 증식하며 스스로 물질대사를 할 수 없으며 따라서 에너지도 생성하지 못하는 무생물체의 특징도 갖는다. 숙주에 감염하지 못한 상태에서는 그저 단백질과 핵산이 뭉친 덩어리일 뿐이다.

즉, 바이러스는 스스로 물질대사를 하지 않으므로 자신의 핵산을 주된 형태로 하여 숙주세포의 대사기능을 통해 필요한 효소 단백을 합성하고 핵산을 복제하는 동시에 항원(抗原) 단백을 만들며, 이들이 합성되면 새로운 바이러스를 완성해서 세포 밖으로 방출하는데 이때 당과 지방질을 포함하며 세포를 죽이고 병원체가 되기도 한다.

인류 역사를 뒤흔든 바이러스

이처럼 작은 바이러스가 인류에 미친 영향은 역사서 곳곳에서 나타나며, 인류는 바이러스 전염병과 함께 공존해 왔다고 할 수 있다.

1347~1351년 유럽에 퍼진 흑사병은 중앙아시아로부터 대상(隊商)을 따라 이동한 감염된 쥐벼룩에 의해 전파되었으며, 유럽 인구의 1/3 이상이 사망했다. 흑사병은 한번 감염되면 고열, 기침과 함께 쓰러져 5일 내 사망하는 공포의 전염병이었지

만 병의 원인과 감염경로, 치료방법 등을 알 수 없었던 그 시대 인들로서는 무방비로 충격에 빠졌으며, 그들이 할 수 있는 일이란 기도와 금식을 하며 전염병이 스스로 종식되는 기적을 기다리는 것뿐이었다.

서로 간의 유대관계를 기반으로 의지하며 사는 인간은 공동체적 관계가 한번 와해되면 걷잡을 수 없는 혼란에 빠져들게 되는데, 흑사병 당시에도 인류 종말에 대한 공포감 속에 집단살육, 자포자기, 방탕한 생활 등의 일탈행위가 빈발하기도 했다.

1918년의 스페인 독감은 인플루엔자 A형H1N1 바이러스에 의한 것으로, 1차 대전 중 프랑스 주둔 미군부대에서 처음 환자가 발생하여 미국으로 전파되었고 이후 전 세계로 퍼져 5천만 명의 희생자를 냈다. 당시 우리나라에도 무오년 독감이라는 이름으로 퍼져 전체 인구의 40% 이상인 740만 명이 감염되어 14만 명이나 사망했다.

이처럼 바이러스에 의한 전염병은 세계 각지에서 인류의 목숨을 위협하고 있으며, 사회적인 방역시스템이 갖춰지지 않은 저개발 국가일수록 그 확산 범위와 속도가 빨라 정확한 희생자 통계를 얻기조차 힘든 실정이다.

인류 역사를 뒤바꾼 바이러스

바이러스	지역	전염경로	사망자	영향
흑사병 (14C)	유럽	들쥐 ↓ 토끼 ↓ 사람	유럽인구 1/3	당시 유럽전체 산업 멸실 인구회복에 3세기 소요
스페인독감 (1918)	미국 텍사스	군인	5,000만 명	1차대전 조기 종식 독감접종문화 시작
코로나19 (2019)	중국 우한	박쥐 ↓ 천산갑 ↓ 사람	795,410명 (누적)	산업 및 생활방식 변화 - 비대면, 국가 간 고립주의

친환경 약초와 채소로 면역력을 높이자

이런 상황을 가정해 보자. 한 도시 또는 한 국가의 치안상황이 불안하고 범죄율이 높아 곳곳에서 사고가 발생한다면, 국가가 막대한 재정을 투입해서 경찰력을 증강하고 곳곳마다 CC-TV를 설치하여 국민 생활을 샅샅이 감시하는 것이 과연 근본적인 해결책이 될 수 있을까.

사회적인 빈부격차가 해소되고 그에 따라 국민들이 안정감과 도덕성을 회복하고 건전한 공동체 정신이 살아나 건강한 사회로 바뀌지 않는다면 그것은 일시적인 미봉책에 그치고 범죄는 더욱 고도로 지능화될 것이다.

질병과 면역도 이와 비슷하다. 빠른 속도로 변이하고 있는 바이러스를 일일이 추적하고 그에 대한 백신과 치료제를 개발하는 것도 의학적으로 중요한 일이지만 그 자체로는 한계가 있을 수밖에 없다. 따라서 바이러스로부터 내 몸을 지키기 위해서는 그러한 의학적 대책만 믿고 있을 것이 아니라 평소에 바이러스가 발붙이지 못할 생활조건을 만들고 스스로 면역력을 키워 몸을 방어해야 한다.

이를 위해 가장 좋은 방법은 면역력에 좋은 친환경 약초와 채소를 규칙적으로 적당량 섭취하는 것이며, 이런 꾸준한 식습관은 내 몸의 면역력이 떨어질 때 몸이 알아서 항바이러스 작용을 하도록 만들어 준다.

필자가 잘 아는 지인 가족은 채소 위주 식사를 한 지 20년이 넘었는데 그동안 감기 한 번 걸리지 않는 것을 직접 목격하고 있다. 이처럼 바이러스는 면역력을 갖춘 건강한 사람에게는 접근하지 못한다.

야생동물을 멀리하자

바이러스를 전파하는 매개체는 주로 야생동물이므로 야생동물 식용만 멀리해도 바이러스에 전염될 위험이 절대적으로 감소한다. 일부 사람들은 검증되지 않은 야생동물의 영양성분이나 의약적 효능을 믿고 몸에 좋을 것이라는 생각으로 섭취하는데 이는 매우 위험하고 무모한 행동이다. 야생동물에는 인간이 오랜 시간을 두고 식용으로 개량시킨 가축과 달리 검증되지 않은 위험요인이 많이 존재한다.

유엔환경계획UNEP은 2020년 7월 보고서를 통해 지난 한 세기 동안 발병한 전염병의 60%가 동물로부터 전파되었고, 새로 출현하는 전염병의 75%가 동물에서 감염되고 있다고 밝힌 바 있다.

코로나19는 박쥐의 배설물에서 시작해 천산갑을 거쳐 인간에게 전파되었다는 연구 결과가 나왔으며, 서아프리카에서 유행해 많은 생명을 앗아간 괴질 바이러스 에볼라도 박쥐에서 감염된 것으로 추정되고 있으며, 호흡기 계통의 전염병인 메르스는 낙타 등에서, 사스는 박쥐에서 사향고양이를 거쳐 사람에 전염된 것으로 각각 조사되었다.

이처럼 동물 매개 전염병이 갈수록 증가하는 것은 인간의 무분별한 개발에 따른 토지 황폐화와 기후 변화의 영향도 있지만 직접적으로는 야생동물 식용 때문이라고 할 수 있다. 따라서 국내는 물론 해외여행 시에도 야생동물의 포획, 접촉, 도살, 섭취를 금해야 한다.

역대 주요 바이러스

바이러스	지역	전염	증상	피해규모
흑사병 (14C)	유럽	들쥐 ↓ 토끼 ↓ 사람	흑사병	사망: 7,500만
광견병	미상	박쥐 ↓ 개 ↓ 사람	뇌염, 신경계이상	치사율 90%
스페인 독감 (1918)	미국 텍사스	1차대전 참전군인	독감	사망: 5,000만
핸드라바이러스 (1944)	호주	과일 열매 ↓ 박쥐 ↓ 경주마 ↓ 사람	뇌염	치사율 57%
에볼라바이러스 (1976)	콩고 에볼라강	원숭이 ↓ 사람	고열, 두통, 설사	확진: 3.3만 사망: 1.5만
에볼라바이러스 (2014)	아프리카	박쥐, ↓ 원숭이	발열, 내출혈, 오한, 두통, 근육통, 구토	사망: 1만 이상 치사율 60%

지카바이러스 (2015)	중남미, 아시아	모기 ↓ 사람	신생아 소두증	치사율은 낮음
니파바이러스 (1998)	말레이시아	박쥐 ↓ 돼지 ↓ 사람	구토, 고열, 정신착란	치사율 58%
사스 (2002)	중국 광둥성	박쥐 ↓ 사향 고양이 ↓ 사람	신종감염병	확진: 8,098 사망: 774
신종인플루엔자 (2009)	멕시코	돼지 ↓ 사람	독감	확진: 163만 사망: 1.9만
메르스 (2012)	사우디 아라비아	박쥐 ↓ 낙타 ↓ 사람	세포 파괴	확진: 2,482 사망: 854
코로나19 (2019)	중국 우한	박쥐 ↓ 천산갑 ↓ 사람	후각과 미각을 잃는다. 발열, 기침, 구토	확진: 1,635만 사망: 65만 – 2020.7.28 현재

●면역력 높이기

우리 몸은 면역 없이 살 수 없다

한방 고서에서는 '면역력은 정기(正氣)', 곧 생명의 원기이며, "정기(正氣)가 몸 안에 존재하면 사기(邪氣)는 존재하지 못하고, 사기(邪氣)가 많으면 기(氣)가 반드시 허(虛)해진다."고 밝힌다. 이를 현대의학적 관점에서 해석하자면 면역은 질병과 각종 바이러스, 세균 같은 외부 위험 요소로부터 우리 몸을 보호하는 인체 방어 시스템이며, 따라서 면역력은 우리 신체를 보호하는 기능 중 가장 중요한 요소다.

사람의 몸 안에는 매우 체계적인 보호장치가 가동되고 있다. 외부에서 바이러스가 우리 몸 안에 침입하면 가장 먼저 우리 몸의 NK세포와 대식세포가 방어에 나서 바이러스와 세균을 공격하고, 바이러스에 대한 정보를 T세포에 전달한다.

T세포는 다시 그것을 B세포에 전달하고, B세포는 받은 정보를 바탕으로 바이러스를 물리칠 항체를 만들어 내게 된다. 이처럼 활발한 대응시스템이 없다면 우리는 단 하루도 생존할 수 없으므로 우리는 평소에 강한 면역력을 키워야 하는 것이다.

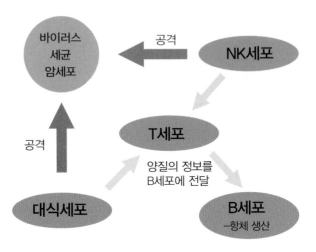

우리 몸의 면역시스템

선천면역과 후천면역

우리는 가끔 '태어날 때부터 감기 한번 앓지 않았다'는 사람을 만나거나(비록 사실일 리 없을지라도), '한번 어떤 병을 앓았더니 그 다음부터 끄떡없다'는 이야기를 듣기도 한다. 이 모든 게 면역과 관련한 일반인들의 생생한 경험담이다.

그렇다면 사람이나 동물의 몸 안에 병원체가 들어오지 못하도록 방어하거나 침입한 병원체를 제거하는 면역기능은 과연 선천적인 것일까 후천적인 것일까.

– 선천면역은 혈구가 중심이 되어 활동하는 '자연면역', 즉 태어날 때부터 타고난 면역시스템이다. 식균작용을 하는 세포는 대식세포, 수상세포, 과립구가 있다. 실제로 대부분의 감염

은 이 선천면역이 방어한다.

- **획득면역**(후천면역)은 림프구 중심에서 활동하는, 즉 후천적으로 얻어지는 면역이다. 한번 침입한 병원체를 오래 기억하여 다시 침입할 때 특이적으로 반응하여 효과적으로 항원을 제거할 수 있는 특징이 있어 선천면역을 보강하는 역할을 한다. 세포로는 킬러 T세포, 헬퍼 T세포, B세포 등이 있다.

이러한 면역체계의 주요기능은 아래와 같다.

- **방어작용**: 외부로부터 침입하는 세균과 바이러스를 방어한다.
- **정화작용**: 중금속과 노폐물, 면역세포에 의한 바이러스, 암세포, 곰팡이, 기생충, 독성물질 등으로부터 몸을 지켜준다. 퇴치된 죽은 바이러스와 세균 등을 몸 밖으로 배출한다.
- **재생작용**: 파괴된 기관을 재생하여 건강을 회복시켜 준다.
- **기억작용**: 몸에 침입한 질병 인자를 기억했다가 다시 침입하면 항체를 만들어 방어한다.

면역력, 어떻게 높일까

- **규칙적인 운동**: 운동을 통해 몸에 열을 내는 것은 면역력을 높여주는 좋은 방법이다. 유산소 운동을 할 때 분비되는 아드레날린 호르몬이 NK세포를 활성화하는 데 도움이 된다. 운동시간은 하루 30분~1시간 정도가 적당하다.

- **간 기능 활성화**: NK세포를 포함한 면역세포들의 증식을 위해서는 핵산이 필요하고 이 핵산은 우리 몸의 간에서 생성되므로 간 기능을 활성화시켜야 한다.

- **충분한 수면**: 충분한 수면은 면역력을 높이는 좋은 방법이다. 숙면(오후 11시~새벽 3시) 중에 멜라토닌이 분비되어 모든 장기와 세포가 회복을 하기 때문이다.

- **체온 유지**: 따뜻한 성질의 음식을 섭취하여 체온을 올린다. 한여름에 뜨거운 삼계탕을 먹는 것도 이런 차원이다. 인체는 정상체온에서 조금만 낮아져도 각종 유해물질과 바이러스에 노출되고 면역력이 약해진다. 반면, 체온을 0.5도만 올려도 혈액순환과 면역세포 활동을 촉진시켜 면역력을 높여준다.

- **장(腸)을 튼튼하게**: 장은 우리 몸의 면역기능 중 70%를 담당하는 중요기관이다. 따라서 장벽 기능을 향상시켜 바이러스

와 세균의 성장을 억제한다. 평소에 장을 튼튼하게 유지하기 위해서는 채소, 과일 등 섬유질을 충분히 섭취하고 유제품 등 유산균을 섭취해서 유해균보다 유익균의 수를 늘려야 한다.

- **햇볕 쬐기**: 비타민D는 몸속의 면역세포 기능을 돕는 대표적인 영양소다. 비타민D는 체내에서 형성되지 않고 햇볕에 노출됨으로써 합성되는데, 현대인들은 여러 이유로 햇볕에 노출되기를 꺼린다. 오전 10시부터 오후 3시 사이에 햇볕을 10~15분 정도 쬐어 충분한 양의 비타민 D를 합성하는 것이 좋다.

- **림프 지압**: 림프 지압을 하루에 10분 정도 해주면 림프계에 순환이 잘되면서 면역력 강화에 큰 도움이 된다. 귀 밑 움푹 들어간 곳, 목 주위, 겨드랑이, 서혜부(아랫배, 넓적다리, 몸통 등의 경계 부위에 주름진 샅고랑) 등을 지압하여 준다.

- **반신욕**: 반신욕을 하면 혈액순환이 잘되고, 근육이 잘 풀리며, 우울증도 감소하고, 숙면에도 도움이 되기 때문에 면역력을 높여준다. 잠자리에 들기 전 15~20분이 적당하다.

- **충분한 휴식과 스트레스 해소**: 충분한 휴식을 취하고 스트레스를 해소하면 체력이 회복되고 뇌에서 엔돌핀과 항스트레스 호르몬이 촉진되어 면역력을 높여준다.

●면역력 강화에 좋은 경혈점

합곡

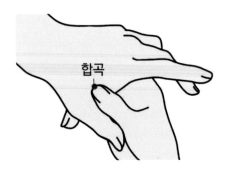

경혈점: 엄지와 집게손가락 사이의 살가죽 가장자리에 다른 손 엄지손가락 첫 마디 선을 댔을 때 엄지손가락 끝이 닿는 곳을 1회 3초간 누르고 1초 쉰다. 10회. 3회 반복한다.

효능: 면역력을 높여 항바이러스에 좋고, 호흡기 계통의 면역력을 높이며 장을 잘 통하게 하고, 미세먼지 제거에 도움을 준다. 또한 백혈구 수치조절 작용을 한다.

족삼리

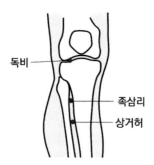

독비

족삼리

상거허

경혈점: 독비혈에서 아래로 3촌(약 9cm) 내려온 곳을 1회 3초간 누르고 쉰다. 10회. 3회 반복한다.

효능: 면역력을 높이고 항바이러스에 좋으며, 비뇨와 생식계통의 질병을 다스리고, 중금속과 노폐물을 배출시키며 미세먼지로 인한 피해 예방에 도움을 준다. 또한 백혈구 감소증을 다스린다.

림프 지압

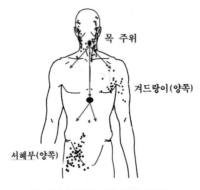

목 주위

겨드랑이 (양쪽)

서혜부(양쪽)

림프절에서 림프관 이동 경로

림프 지압을 하루 10분 정도 해주면 림프계 순환이 잘되면서 면역력 강화에 큰 도움이 된다. 귀 밑 움푹 들어간 곳(예 : **풍혈 자리**), 목 주위, 겨드랑이, 서혜부(**아랫배, 넓적다리, 몸통 등의 경계 부위에 주름진 샅고랑**) 등을 지압해 준다.

지압 방법: 귀밑 움푹 들어간 곳에서부터 서혜부까지 엄지손가락으로 적당량 압력을 주며 림프절 위주로 지압을 하되 림프관 이동 경로를 따라 내려온다. 손가락 끝부분으로 같은 방법으로 마사지해도 좋다.

●건강한 식단으로 면역력 키우기

자기 체질에 맞는 음식이 있다

장수하는 사람이나 건강한 사람의 생활을 관찰해 보면 특별히 시간 내서 운동하지 않더라도 평소 생활습관과 태도에 건강해질 만한 요소가 다분한 경우가 많다. 즉, 규칙적인 수면과 식사, 밝고 긍정적인 성격, 걷거나 몸을 움직이는 습관 등이다.

또한 패션감각이 좋은 사람 역시 비싼 옷만 사 입는 것이 아니라 평소에 옷의 색상과 소재, 그리고 자신의 신체를 조화시키는 생활습관이 정립되어 있을 것이고, 지적인 사람은 특별히 시간 내서 연구하기보다 항상 진지하게 탐구하는 자세를 추구할 것이다.

같은 선상에서 우리의 일상 식생활을 생각해 볼 수 있다. 굳이 영양가 높은 음식을 찾아 먹으려고 노력하지 않더라도 평소의 식습관이 좋다면 건강한 상태와 면역기능을 유지할 수 있을 것이다.

한방약선학의 관점에서 대원칙을 제시하자면, 사람마다 체질이 있고, 식재료는 성질과 귀경이 있다. 본인 체질을 알고, 본인 체질에 맞는 식재료를 선택하여 섭취해야 건강과 면역력 증강을 기대할 수 있다. 그러한 대원칙하에서 우리가 추구해야 할 좋은 식습관과 식단, 그리고 절제해야 할 식습관과 식단은 다음과 같다.

몸에 좋은 식습관

1. 본인이 먹는 음식이 몸에 어떠한 작용을 하는지 알고 먹는다.
2. 맛과 양(量)보다는 질(質)과 효능이 좋은 음식을 먹는다.
3. 봄, 여름, 가을, 겨울 사계절에 맞는 식재료를 선택한다.
4. 위생적이고 영양학적으로 균형 잡힌 식단을 갖는다.
5. 음식을 천천히 오래 씹어 먹는다.
6. 향토 전통식단을 섭취한다.
7. 그 지방의 기후와 풍토에 걸맞게 잘 자란 토종식품을 섭취한다.
8. 채식 위주 식단을 갖는다.
9. 면역력을 높여주는 식단 위주로 운용하여 몸의 균형을 잡아준다.
10. 천연 조미료와 향신료를 사용한다.
11. 적게 자주 먹는다.
12. 음식을 먹을 때 항상 기분 좋은 생각을 한다.
13. 아침은 일찍 먹고, 점심은 든든하게 먹고, 저녁은 부족하게 먹는다.
14. 음식을 골고루 먹는다.
15. 식사 후에는 배를 마사지해 주고 산책을 한다.

절제해야 할 식습관

1. 화학적 식품첨가물이 다량 포함된 인스턴트 식품, 유전자 조작 식품, 무분별한 육류 섭취 등을 절제한다.
2. 음식을 너무 빨리 먹지 않는다.
3. 과식과 과음을 하지 않는다.
4. 서구식 식단을 절제한다.
5. 달거나 짠 음식을 피한다.
6. 맛과 효능은 좋지만 독성이 있는 음식은 피한다.
7. 날 음식과 찬 음식을 절제한다.
8. 맵고 자극성이 강한 음식을 덜 먹는다.
9. 너무 뜨겁거나 찬 음식을 절제한다.
10. 편식을 하지 않는다.
11. 너무 허기진 뒤에 배부르게 먹지 않고, 갈증이 심할 때 물을 많이 마시지 않는다.
12. 음식을 줄이면 살이 빠지고, 음식을 절제하면 수명을 연장한다.
13. 식사 후에는 누워서 자지 않는다.

오이와 무

물김치를 만들어 먹을 때 많은 이들이 무와 오이를 같이 넣지만 이것은 잘못된 배합이다. 오이를 칼로 썰면 아스코르비나제라는 효소가 나오는데 이 효소는 무에 함유된 비타민 C를 파괴한다.

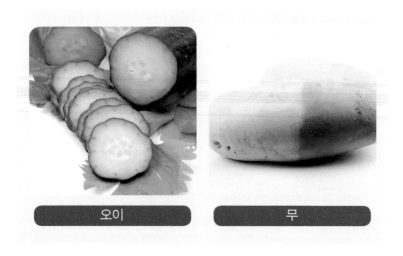

| 오이 | 무 |

산나물과 고춧가루

산나물을 무칠 때 고춧가루를 많이 넣으면 향이 독특하고 맛이 매우 좋은 산나물의 맛과 향이 사라진다.

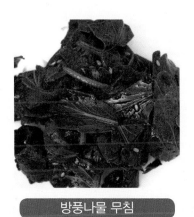

방풍나물 무침

맥주와 땅콩

고소한 땅콩의 맛은 쌉쌀한 맥주와 잘 어울리고, 땅콩에는 단백질, 비타민 B군, 셀레늄 등이 풍부하여 간을 보한다. 그러나 땅콩을 잘못 저장하면 인체에 해로운 성분이 생긴다. 시중에는 속껍질까지 까서 유통하는 것도 있는데, 땅콩의 겉껍질과 속껍질을 깐 채 공기에 노출하면 인체에 해로운 과산화지질이 생성된다. 온도가 높고 습도가 많은 곳에서는 배아 근처에 곰팡이가 피는데 이때 아플라톡신이라는 발암물질이 생성된다. 아플라톡신은 간암을 유발한다.

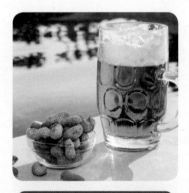

맥주와 땅콩

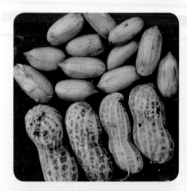

좋은 안주

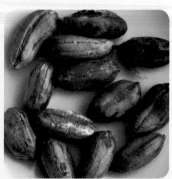

좋지 않은 안주

문어와 고사리

문어는 영양과 맛이 매우 좋지만 소화가 잘되지 않는 단점이 있다. 고사리도 섬유질이 많아 위장기능이 약한 사람은 탈이 날 수 있다. 따라서 문어와 고사리를 함께 먹으면 위장장해를 일으킬 위험이 있다.

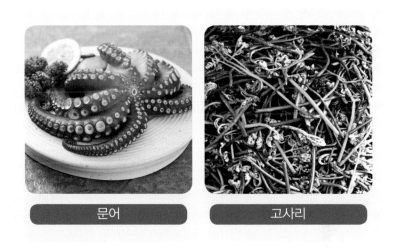

문어   고사리

고사리에 대한 오해

"고사리는 암을 유발하거나 정력 저하를 초래한다"

⇒ 생고사리에는 부타킬로사이드라는 발암물질이 있다. 부타킬로사이드는 수용성이기 때문에 물에 담가 불리는 과정에서 말끔히 없어지고, 또한 물에 끓이면서 없어진다.

"고사리는 각기병을 유발한다"

⇒ 생고사리에는 비타민 B1을 파괴하는 티아미나아제라는 성분이 있으나 삶는 과정에서 고열에 소멸된다.

김과 기름

　김의 고소한 향기와 맛은 아미노산인 시스틴과 당질 성분 때
문이다. 김을 구울 때 기름을 발라 구우면 색깔과 맛도 좋고 영
양도 좋아진다. 그러나 즉석에서 김에 기름을 발라 구워 먹는
것이 귀찮아 가공 포장한 김을 사먹는 경우가 많은데 가공 시
아무리 신선한 기름을 사용한다 하더라도 유통과정에서 공기와
햇볕에 노출, 산화되어 인체에 해로운 과산화지질이 발생하기
쉽다.

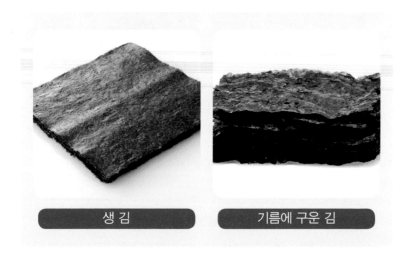

생 김　　　　　　　기름에 구운 김

돼지고기와 새우젓

돼지고기 수육을 새우젓과 함께 먹으면 맛이 매우 좋다. 돼지
고기는 단백질과 지방이 주 성분이다. 새우젓은 발효되는 과정
에서 단백질 분해효소인 프로테아제가 생성되므로 돼지고기를
잘 소화시킨다. 또한 새우젓에 들어 있는 지방 분해효소인 리파
아제가 돼지고기 지방을 분해시켜 소화를 촉진한다.

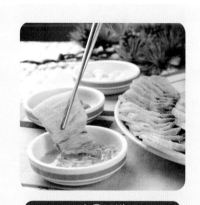

수육보쌈

닭고기와 인삼

닭과 인삼은 따뜻한 성질을 가지고 있으며 기(氣)를 보(補)하는 식재료이다. 여름철은 양기(陽氣, 살아 움직이는 활발한 기운)가 많이 소모되는 시기이다. 보양(補陽)해 주는 닭고기에 보기(補氣, 기운을 보함), 보양(補陽) 등의 작용을 하는 인삼을 함께 처방하면 기운 나게 하는 대표적인 약선음식이 된다.

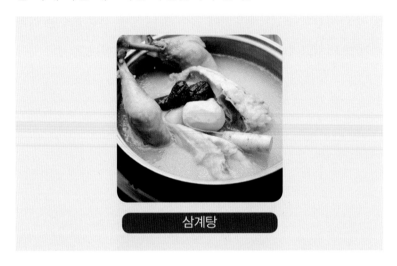

삼계탕

홍어와 막걸리

홍어는 뼈가 연하며 질소 화합물질인 요소, 암모니아, 트리메틸아민 등을 함유하고 있다. 홍어를 먹을 때 입안에 퍼지는 암모니아의 자극을 중화시키는 데는 막걸리가 좋다. 막걸리에는 자극성분을 부드럽게 하여 주고, 암모니아를 중화시키는 유기산이 있기 때문이다.

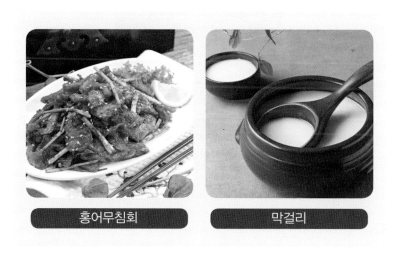

홍어무침회   막걸리

고등어와 무

고등어를 조릴 때에 무를 냄비 바닥에 깔고 그 위에 고등어를 올려 조리면 고등어가 냄비에 눌러 붙지 않고 무의 매운 성분인 이소시아네이트가 고등어 비린내를 없애준다.

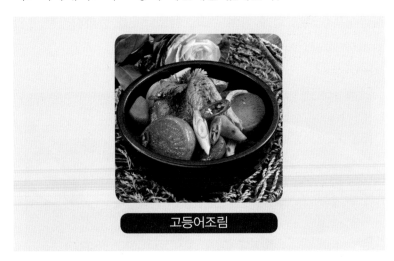

고등어조림

인삼과 꿀

인삼과 꿀은 매우 합리적인 궁합이다. 인삼의 성질은 약간 따뜻하고 보중익기(補中益氣, 비위를 보하고, 허한 기운을 다스리고 신체 기능과 저항력을 높임), 윤폐(潤肺, 폐를 윤택하게 함) 등에 도움을 준다. 꿀 또한 성질은 평범하고, 보중익기, 윤폐 등에 도움을 준다.

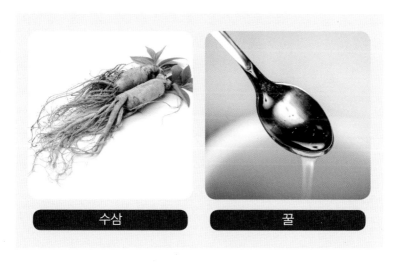

수삼   꿀

2부

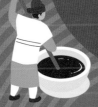

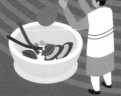

1

면역력과 항바이러스에 좋은 식품
• 약품 공용 약선 식재료 33선

식품과 약품 공용으로 사용할 수 있는 약선 식재료는 평소 가정에서 차, 음료, 약선요리 등으로 적정수준 사용하면 면역력 강화, 항바이러스, 감염병 예방 등 건강증진에 크게 도움될 것이다. 다만, 식품과 약품 공용으로 사용할 수 있는 약선 식재료는 식품 이외에 한약의 원료로도 처방되는 약재들이므로 질병 치료의 목적으로 활용하기를 원한다면 한의사 등 전문가와 상담 후 처방에 따라 복용할 것을 권한다.

당삼當參

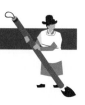

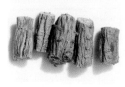
만삼

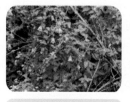
만삼 지상부

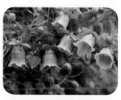
만삼꽃

만삼은 가을에 채취하여 지상부를 제거하고 깨끗이 씻어 햇볕에 말린다. 긴 원기둥 모양이고, 길이는 10~35cm이며, 7~8월에 꽃이 핀다. 뿌리가 굵고 질이 부드러우며 유연하고, 향기가 진하고 단맛이 강하며, 씹었을 때 입안에 찌꺼기가 남지 않는 것이 상품이다. 열증인 사람의 보기(補氣) 작용을 위해 인삼대체 약물로 많이 사용한다. 강원도 오대산, 경남 지리산 등지에서 자생하고, 장수와 인제에서 재배한다. 중국 하남, 내몽골 등지가 주산지다. 한국에서는 만삼, 중국에서는 당삼이라고 부른다.

기원 및 식용부위	초롱꽃과 다년생 초본인 만삼의 뿌리
성질과 맛	성질은 평범하고(性平), 맛은 달다(味甘).
귀경	폐경, 비경
문헌기록	

- 폐와 비장을 보(補)한다.
- 폐의 기가 약해서 나오는 기침을 멎게 한다.
- 혈(血)을 보하고 진액(津液)을 생성한다.
- 뇌에 산소를 원활히 공급하여 뇌 기능을 향상시킨다.
- 허한 기운을 다스리고, 신체의 기능과 저항력을 높인다.

약리작용	면역기능 증강, 항균, 항노화, 항산화, 항방사선, 항암, 항쇼크, 거담진해
성분작용	– 비타민 B2: 백혈구의 탄식(呑食) 기능을 강화하고, 면역력 증강을 돕는다. – 사포닌: 면역력 증강, 항바이러스, 항염증, 기관지염, 기침, 가래 등에 도움이 된다. – 프로테인: 호르몬을 정상 유지하고 호흡기 계통의 면역력을 높여 항바이러스와 미세먼지에 도움을 준다. 항체와 효소를 도와 면역력에 도움을 주고, 라이소자임 효소가 바이러스로부터 몸을 보호한다.
용법·용량	6~15g. 물에 우려내거나 달여 마시거나 양념을 하여 반찬으로 먹는다.

만삼현미죽 준비

만삼, 현미, 대추채

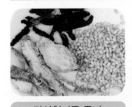 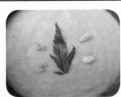 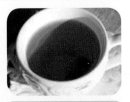

| 만삼현미죽 준비 | 만삼현미죽 | 만삼차 |

1. 만삼현미죽

① 면역기능 증강에 좋은 만삼 10g, 면역력 증강에 좋은 대추채 10g 등을 물 1.2ℓ와 함께 탕기에 넣고, 센 불에서 끓이다가 물이 끓어오르면 약한 불로 줄이고 40분 달인다.

② 면역력 증강에 좋은 현미가루 120g과 ①을 솥에 넣고 죽으로 쑤어

먹는다.

2. 만삼차

① 면역기능 증강에 좋은 만삼 30g(1일 용량)을 물 1.2ℓ와 함께 탕기에 넣고 센 불에서 끓이다가 끓어오르면 약한 불로 줄이고 40분 달여 그 즙을 하루 여러 번 나누어 차나 음료 대용으로 마신다.

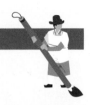

항방사선에 좋은, 잔대

사삼沙參

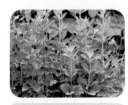

잔대(지상부)

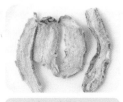

잔대

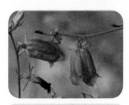

잔대꽃

잔대는 봄, 가을에 채취하여 잔털을 제거하고 껍질을 벗겨 햇볕에 말린다. 외형은 원기둥 모양이고 약간 구부러져 있고, 길이는 7~27cm이며, 꽃은 종 모양으로 7~9월에 보라색으로 핀다. 잔대는 지름이 2cm 이상이며 바깥 면의 코르크층이 적고 회백색이며 고른 것이 상품이다. 한국 각지에서 분포하고, 중국 절강, 귀주 등지가 주산지다.

기원 및 식용부위	초롱꽃과 다년생 초본인 잔대의 뿌리
성질과 맛	성질이 약간 차고(性微寒), 맛은 달다(味甘).
귀경	폐경, 위경
문헌기록	

- 폐의 열을 내린다.
- 기침과 가래를 멎게 한다.
- 기(氣)를 보하고 진액(津液)을 생성한다.
- 만성 기관지염에 효과가 있다.

약리작용	면역기능 평형 조절, 면역세포 증강, 항균, 항진균, 항방사선, 항암, 항쇼크
성분작용	− 사포닌: 면역력 증강, 항바이러스, 항염증, 기관지염, 기침, 가래 등에 도움이 된다. − 시토스테롤 : 혈액순환을 돕고, 노폐물을 배출하며, 미세먼지에 도움이 된다. − 비타민 C : 백혈구의 탄식(呑食) 기능을 강화하고, 호흡기 계통의 면역력을 높여 항바이러스, 감기 예방, 체온 유지 등에 도움을 준다.
용법·용량	9~15g. 신선한 것 15~60g. 달여 마시거나 양념을 하여 반찬으로 먹는다.

잔대구이 준비

잔대, 다진마늘, 고추장, 간장

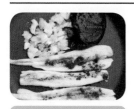 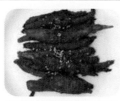 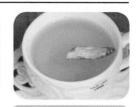

| 잔대구이 준비 | 잔대구이 | 잔대차 |

1. 잔대구이

① 면역기능 평형 조절에 좋은 신선한 잔대 120g을 껍질을 돌려 깎은 다음 방망이로 부드럽게 두들겨 준다.

② 면역력과 항바이러스에 좋은 다진마늘, 고추장, 간장 등을 ①과 적당량 버무려 1시간 재워 둔다.

③ 숯불에 구워 반찬으로 먹는나.

2. 잔대차

① 세포 면역증강에 좋은 잔대 20g, 항바이러스에 좋은 생강채 20g, 면역력 증강에 좋은 대추채 20g 등(1일 용량)을 물 1.2ℓ와 함께 탕기에 넣고 센 불에서 끓이다가

② 끓어오르면 약한 불로 줄이고 40분 달여 그 즙을 하루 여러 번 나누어 차나 음료 대용으로 마신다.

주의사항: 몸이 허약하고 찬 체질은 금기한다.

오가피五加皮

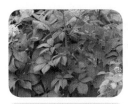

오가피(지상부)

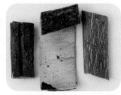

오가피

오가피는 여름과 가을에 채취하여 뿌리껍질을 벗겨 햇볕에서 말린다. 원통모양 또는 반(半) 원통 모양이고, 길이는 5~10cm이다. 껍질이 두텁고 길며, 향기로운 냄새가 나며, 목질부가 없는 것이 상품이다. 꽃은 8~9월에 자줏빛으로 피고, 열매는 10월에 익는다. 어린 순은 나물로 하여 먹고 오가피는 술에 담가 먹는다. 한국 각지에 분포하고, 중국 하남, 흑룡강 등지가 주산지다.

기원 및 식용부위	두릅나무과 낙엽관목인 오갈피나무의 뿌리껍질 및 줄기껍질
성질과 맛	성질은 따뜻하고(性溫), 맛은 맵고 쓰다(味辛苦).
귀경	간경, 신경
문헌기록	

- 허한 기운을 다스리고 신체의 기능과 저항력을 높인다.
- 간과 신장을 보(補)한다.
- 근골을 강하게 하고, 허리와 무릎이 쑤시고 아픈 것을 다스린다.
- 의지를 강하게 하고, 불로장수(不老長壽)를 도우며, 신선하게 살게 한다.

약리작용	면역력 증강, 항스트레스, 항암, 항염, 항궤양, 진통, 해열, 진정작용
성분작용	– 사포닌 : 면역력 증강, 항바이러스, 항염증, 기관지염, 기침, 가래 등에 도움이 된다. – 스테롤 : 면역력 증강, 항바이러스, 항균작용을 한다. – 아연 : T세포와 대식세포의 기능을 활성화하여 면역력 향상에 도움이 된다. 호흡기 계통의 세포벽을 튼튼히 하여 미세먼지가 달라붙지 못하게 도움을 준다.
용법·용량	4~9g. 신선한 것 8~18g. 달이거나 술에 담가 마신다.

오가피 닭백숙 준비

현미, 오가피, 대추채, 통마늘, 녹두, 누런 암탉

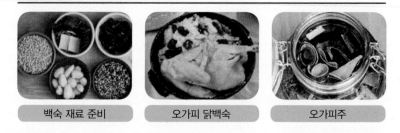

| 백숙 재료 준비 | 오가피 닭백숙 | 오가피주 |

1. 오가피 닭백숙
① 면역력 증강에 좋은 오가피 9g을 준비한다.
② 면역력 증강에 좋은 누런 암탉 1마리의 꽁지를 잘라내고 깨끗이 손질한다.
③ 면역력 증강에 좋은 현미 찹쌀가루 120g, 통마늘 30g, 채 썬 대추 10개, 미세먼지와 항바이러스에 좋은 녹두 30g 등을 부직포에 넣는다.

④ 위 ①~③과 물 적당량을 압력밥솥에 넣고, 센 불에서 끓이다가 추가 울면 중불로 줄이고 20분 더 끓인 후 불 끄고 10분간 뜸 들인다.

2. 오가피주
면역력 증강에 좋은 오가피와 술을 밀폐된 용기에 1:1로 담갔다가 100일 후 건더기는 버리고, 추출액을 냉장 보관하여 1일 2회, 1회 50ml(소주잔 한 잔)씩 마신다.

주의사항: 밤에 열이 나고, 손과 발이 뜨겁고 식은땀이 나는 사람은 금기한다.

복령茯苓

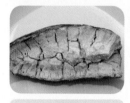

복령

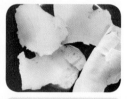

편복령

복령은 소나무를 베어내고 3~4년 지난 후 흙 속 소나무 뿌리에서 자라는 일종의 균체다. 7월부터 다음 해 3월 사이에 소나무 숲에서 채취하고, 인공재배는 종균을 접종하고 2년 후 7~8월에 채취한다. 외형은 덩어리 모양이고 거의 부스러진 조각으로 되어있으며 정상인 것의 크기는 지름 10~30cm이다. 단면이 흰색이고 씹었을 때 점성이 강한 것이 상품이다. 위품은 물에 넣으면 분산되고, 진품은 물에 넣어도 분산되지 않는다. 경기도, 경상도 등지에 분포하고, 특히 전북 남원산이 상품이다. 중국 운남, 호북 등지에서 생산된다.

기원 및 식용부위	구멍장이버섯과 진균인 복령의 균핵을 건조한 것
성질과 맛	성질은 평범하고(性平), 맛은 달고 담백하다(味甘淡).
귀경	폐경, 심경, 비경, 신경
문헌기록	

- 폐결핵과 폐 조직에 고름이 생기는 질병을 다스린다.
- 마음과 정신을 안정시킨다.
- 부종을 가라앉히고 노폐물을 배출한다.
- 불면증과 건망증 등을 다스리고, 수험생에 도움을 준다.
- 오래 먹으면 불로장수(不老長壽)하며 얼굴이 동안(童顔)이 된다.

약리작용	면역기능 증강, 항균, 항암, 소염, 항염, 이뇨작용, 혈당 강하, 간 보호
성분작용	– 철 : T세포와 대식세포 같은 면역세포에 매우 중요한 원소로, 면역력을 높여준다. – 칼슘 : 골수에서 간세포가 생성되어 각종 면역세포를 만들어 면역력을 향상시킨다. – 스테롤 : 면역력 증강, 항바이러스, 항균작용을 한다.
용법·용량	9~15g. 달이거나 전, 밥, 떡, 죽, 차 등으로 요리한다.

복령상심자전 준비

상심자, 밀가루, 복령, 콩기름

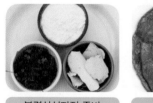
복령상심자전 준비

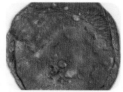
복령상심자전

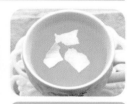
복령차

1. 복령상심자전

① 면역 증강에 좋은 복령 가루 12g

② 항바이러스에 좋은 밀가루 150g

③ 면역력 증강에 좋은 상심자 가루 20g

④ 용기에 ①~③과 물을 적당량 함께 넣고 반죽하여 프라이팬에 항산화 작용을 하는 콩기름을 두르고 전으로 지져낸다.

2. 복령차

면역력 증강에 좋은 복령 30g(1일 용량)을 물 1.2ℓ와 함께 탕기에 넣고 센 불에서 끓이다가 끓어오르면 약한 불로 줄이고 40분 달여 그 즙을 하루 여러 번 나누어 차나 음료 대용으로 마신다.

주의사항: 기가 허하여 속이 차갑고 정액이 흘러나오는 사람은 금기한다.

묏대추 씨

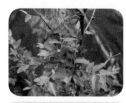
산대추(묏대추)나무

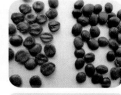
산조인 위품(좌)과 정품(우)

산조인은 산(山)대추의 씨다. 가을에 잘 익은 과실을 채취하여 과육을 제거하고 과핵을 부수어 종자만 거두어 햇볕에 말린다. 전체 모양은 납작한 원형 및 타원형이고 길이는 5~9mm이다. 개체가 크고 충만하며 흠집이 나지 않은 것이 상품이다. 꽃은 5~6월에 피고, 과실은 9~10월에 적갈색으로 익는다. 한국 전역에서 재배하고, 중국 하북, 산동, 하남 등지가 주산지다.

기원 및 식용부위	갈매나무과 낙엽관목인 산대추나무의 잘 익은 씨
성질과 맛	성질은 평범하고(性平), 맛은 달고 시다(味甘酸).
귀경	심경, 간경, 담경, 비경
문헌기록	

- 정신을 안정시킨다.
- 심장을 길러 잘 놀라는 증세를 다스린다.
- 진액(津液)을 생성한다.
- 오래 먹으면 몸이 가벼워지고, 장수(長壽)하게 한다.

약리작용	면역력 증강, 항종양, 불면증, 혈압 강하
성분작용	– 사포닌 : 면역 증강, 항바이러스, 항염증, 기관지염, 기침, 가래 등에 도움을 준다. – 단백질 : 호르몬을 정상 유지하고 호흡기 계통의 면역력을 높여 항바이러스와 미세먼지에 도움을 준다. 항체와 효소를 도와 면역력에 도움을 주고, 라이소자임 효소가 몸을 바이러스로부터 보호한다. – 비타민 C : 백혈구의 탄식(呑食) 기능을 강화하고, 호흡기 계통의 면역력을 높여 항바이러스, 감기 예방, 체온 유지 등에 도움을 준다.
용법·용량	10~15g. 물에 우려내거나 달여 마시고 밥, 죽, 효소, 차 등으로 요리한다.

산조인율무찹쌀죽 준비

율무, 찹쌀, 산조인

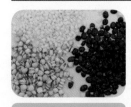 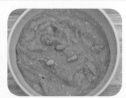 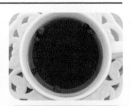

| 산조인율무찹쌀죽 준비 | 산조인율무찹쌀죽 | 산조인차 |

1. 산조인율무찹쌀죽

① 면역력 증강에 좋은 산조인 20g을 물 1.2ℓ와 함께 탕기에 넣고 센 불에서 끓이다가 끓어오르면 약한 불로 줄이고 40분 달인다.

② 면역력 강화와 항바이러스에 좋은 율무쌀가루 50g, 인체의 기능과

저항력을 높이는 찹쌀가루 50g 등을 ①과 함께 솥에 넣고 죽을 쑤어 먹는다.

2. 산조인차

면역력 증강에 좋은 산조인 20g(1일 용량)을 물 1.2ℓ와 함께 탕기에 넣고 센 불에서 끓이다가 끓어오르면 약한 불로 줄이고 40분 달여 그 즙을 하루 여러 번 나누어 차나 음료 대용으로 마신다.

불로장수에 좋은 연자육(蓮子肉)

연실蓮實

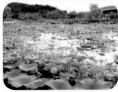
연밭

연자육

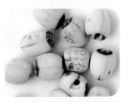
껍질 제거한 연자육

가을에 잘 익은 과실을 채취하여 연방을 부수어 과피를 벗기고 종인을 취해 햇볕에 말린다. 전체모양은 타원형이고, 길이는 12~18mm이며, 꽃은 7~8월에 연한 붉은색으로 핀다. 씨의 배아를 제거하지 않은 것을 연자(蓮子)라 하고, 제거한 것을 연자육(蓮子肉)이라 한다. 개체가 크고 튼튼하고 실한 것이 상품이다. 전국의 연못이나 늪지 등에서 재배하고, 중국 호남, 절강 등지가 주산지다.

기원 및 식용부위	수련과 다년생 수생 초본인 연꽃의 잘 익은 씨를 거심(去心)한 것
성질과 맛	성질은 평범하고(性平), 맛은 달고 떫다(味甘澁).
귀경	심경, 비경, 신경
문헌기록	

- 무서움증을 다스린다.
- 잠을 이루지 못하고 잘 놀라는 증세를 다스린다.
- 정신을 안정시키고, 노인성 치매 예방에 도움을 준다.
- 오래 먹으면 몸이 가벼워지고, 불로장수(不老長壽)를 돕는다.

약리작용	면역 증강, 항종양, 건뇌(健腦, 뇌를 튼튼히 함), 기억력 증강, 항노화, 대하(帶下) 개선, 혈당 강하
성분작용	– 단백질: 호르몬을 정상 유지하고 호흡기 계통의 면역력을 높여 항바이러스와 미세먼지 방어에 도움을 준다. 항체와 효소를 도와 면역력에 도움을 주고, 라이소자임 효소가 몸을 바이러스로부터 보호한다. – 칼슘: 골수에서 간세포가 생성되어 각종 면역세포를 만들어 면역력을 향상시킨다. – 철: T세포와 대식세포와 같은 면역세포에 매우 중요한 원소로 면역력을 높여준다.
용법·용량	6~15g. 달이거나 밥, 죽, 떡, 차 등으로 요리한다.

연자육밥 준비

멥쌀, 거피연자육

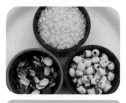 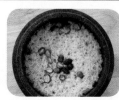 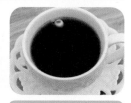

| 연자육밥 준비 | 연자육밥 | 연자육차 |

1. 연자육밥

① 면역 증강에 좋은 연자육 12g을 물 1.2ℓ와 함께 탕기에 넣고 센 불에서 끓이다가 끓어오르면 약한 불로 줄이고 40분 달인다.

② 기운을 나게 하는 멥쌀 120g을 ①과 함께 솥에 넣고 밥을 지어 먹는다.

2. 연자육차

면역기능 증강에 좋은 연자육 30g(1일 용량)을 물 1.2ℓ와 함께 탕기
에 넣고 센 불에서 끓이다가 끓어오르면 약한 불로 줄이고 40분 달여
그 즙을 하루 여러 번 나누어 차나 음료 대용으로 마신다.

산약山藥

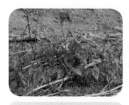
마(지상부)

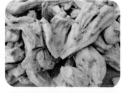
산약

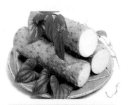
신선한 마

마는 11~12월경에 줄기와 잎이 시들어 말랐을 때 채취하여 뿌리의 머리 부분을 제거하고, 깨끗이 씻은 다음 죽도(竹刀)로 외피를 벗겨내고 햇볕에 말린다. 외형은 대개 원기둥 모양이고, 크기는 5~30cm이며, 꽃은 6~7월에 핀다. 한국 전역에 분포하거나 재배하고, 특히 안동, 봉화, 횡성 등에서 많이 재배하고, 중국 하남이 주산지다. 옛날 중국 전설에 병사들이 산 속에서 우연히 발견하여(山遇, 산우) 식량 대신 이를 먹고 보양했다 하여 산약(山藥)이라 전해진다.

기원 및 식용부위	마과 다년생 덩굴성 초본인 참마의 뿌리줄기
성질과 맛	성질은 평범하고(性平), 맛은 달다(味甘).
귀경	폐경, 비경, 신경

문헌기록
- 진액을 생성하고 폐를 보(補)한다.
- 폐가 허약한 데 따른 가래, 기침 등을 멎게 한다.
- 피부와 머리카락을 윤택하게 하고, 정력에 도움을 준다.
- 오래 먹으면 눈과 귀를 밝게 하고, 몸이 가벼워지며, 장수(長壽)하게 한다.

약리작용	면역기능 강화, 세포 면역기능 촉진, 항바이러스, 항노화, 항산화, 혈당 강하, 거담(祛痰), 미용작용
성분작용	– 아연: T세포와 대식세포의 기능을 활성화하여 면역력 향상에 도움이 된다. 호흡기 계통의 세포벽을 튼튼히 하여 미세먼지가 달라붙지 못하게 도움을 준다. – 철: T세포와 대식세포와 같은 면역세포에 매우 중요한 원소로 면역력을 높여준다. – 발린 : 정서 안정에 좋다. – 피틴산 : 면역력 증강, 항산화 작용을 한다.
용법·용량	15~30g. 달이거나 밥, 죽, 떡, 빵, 차 등으로 요리한다.

마찹쌀죽 준비

마, 찹쌀

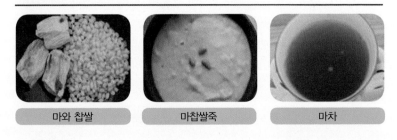

마와 찹쌀	마찹쌀죽	마차

1. 마찹쌀죽

① 면역기능 강화에 좋은 마가루 15g, 인체의 기능과 저항력을 높여 주는 찹쌀가루 130g을 준비한다.

② 솥에 ①을 물 적당량과 함께 넣고 죽을 쑤어 먹는다.

2. 마차

면역기능 강화에 좋은 마 40g(1일 용량)을 물 1.2ℓ와 함께 탕기에 넣고 센 불에서 끓이다가 끓어오르면 중불로 줄이고 40분 달여 그 즙을 하루 여러 번 나누어 차나 음료 대용으로 마신다.

황기黃耆

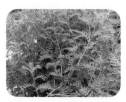
황기(지상부)

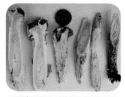
황기

황기는 봄과 가을에 채취하여 잔뿌리와 뿌리 머리 부분을 제거하고 햇볕에서 말린다. 외형은 가늘고 긴 원기둥 모양을 하고 있으나 드물게 작은 가지뿌리가 붙어있다. 길이는 30~100cm이고, 꽃은 7~8월에 연한 노란색으로 핀다. 한국 각지에서 재배하고, 특히 정선과 제천에서 많이 생산하며, 중국 흑룡강, 내몽골 등지가 주산지다.

기원 및 식용부위	콩과의 다년생 초본인 황기의 뿌리
성질과 맛	성질은 따뜻하고(性溫), 맛은 달다(味甘).
귀경	폐경, 비경
문헌기록	

– 폐의 기(氣)가 허(虛)한 것을 다스린다.
– 스스로 땀이 많이 나는 것을 다스린다.
– 얼굴색에 핏기가 없고 누런 것을 다스리고, 신진대사를 촉진한다.
– 뇌에 산소공급을 원활히 하여 뇌 기능을 증진시키고, 장수(長壽)하게 한다.

약리작용	면역 증강, 면역 조절, 항바이러스, 항균, 항방사능, 유행성 바이러스 감기 전염 예방, 항스트레스, 보간(保肝), 혈당 조절
성분작용	- 사포닌: 면역 증강, 항바이러스, 항염증, 기관지염, 기침, 가래 등에 도움이 된다. - 아연: T세포와 대식세포의 기능을 활성화하고 면역력 향상에 도움이 된다. 호흡기 계통의 세포벽을 튼튼히 하여 미세먼지가 달라붙지 못하게 도움을 준다. - 철: T세포와 대식세포와 같은 면역세포에 매우 중요한 원소로, 면역력을 높여준다. - 셀레늄: 흉선을 강화하고 항체를 생성하며, 대식세포의 생산을 촉진하며 면역력 증강에 도움을 주고, 노폐물을 배출하며 해독작용을 하고 미세먼지 방어에 도움을 준다.
용법·용량	10~30g. 물에 우려내거나 달이거나 밥, 죽, 전, 효소, 차 등으로 요리한다.

황기삼계탕 준비

황기, 인삼, 찹쌀, 녹두, 삼계닭

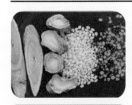
황기삼계탕 준비

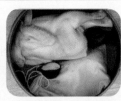
황기삼계탕

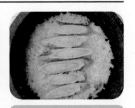
황기밥

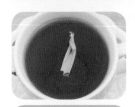
면역약선차
(황기, 둥글레, 옥수수)

1. 황기삼계탕

① 면역력 증강에 좋은 꽁지를 자른 삼계닭 1마리를 끓는 물에 1분 데쳐낸다.

② 면역 증강, 항바이러스에 좋은 황기 30g, 신체의 기능과 저항력을 높이는 찹쌀 100g, 항바이러스에 좋은 녹두 30g, 면역력 증강에 좋은 인삼 10g 등을 부직포에 넣는다.

③ 적당량 물과 함께 ①, ②를 솥에 넣고 센 불에서 끓이다가 중불로 줄이고 20분 끓인 후 불을 끄고 5분 뜸 들인 후 꺼내 먹는다.

2. 황기밥

① 면역력 강화와 항바이러스에 좋은 황기 20g을 물 1.2ℓ와 함께 탕기에 넣고 센 불에서 끓이다가 끓어오르면 약한 불로 줄이고 40분 달인다.

② 신체의 기능과 저항력을 높여주는 찹쌀 120g을 ①과 함께 솥에 넣고 밥을 지어 먹는다.

3. 면역약선차(황기, 둥굴레, 옥수수)

면역 증강과 항바이러스에 좋은 황기 30g, 면역 증강과 항바이러스에 좋은 둥굴레 30g, 면역력 증진에 좋은 옥수수 30g(1일 용량)을 물 2ℓ와 함께 탕기에 넣고 센 불에서 끓이다가 끓어오르면 약한 불로 줄이고 40분 달여 그 즙을 하루 여러 번 나누어 차나 음료 대용으로 마신다.

주의사항: 병의 원인인 사기(邪氣)가 왕성한 실증(實證)에는 금기한다.

구기자枸杞子

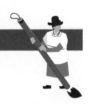

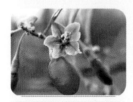

구기자 꽃과 열매

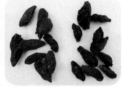

구기자

구기자는 여름부터 가을까지 잘 익은 과실을 채취하여 줄기를 제거하고 서늘한 곳에서 건조하여 외피가 유연해지고 쭈글쭈글해지면 햇볕에 말린다. 열매가 크고, 선홍색을 띠며 과육이 두텁고 단맛이 나는 것이 상품이다. 꽃은 6~9월에 연한 자색(紫色)으로 피고, 가을(8~10월)이면 열매가 선홍색으로 익는다. 구기자나무는 지팡이를 만들어 짚으면 늙지 않는다고 하여 신선의 지팡이라고도 한다. 구기자의 외형은 방추형에 가깝거나 타원형이고, 길이는 6~20mm이다. 한국 각지에서 재배하고, 특히 충남 청양이 주 산지이며, 중국 영하산(産)의 품질이 좋다.

기원 및 식용부위	가짓과 구기자나무의 성숙한 열매
성질과 맛	성질은 평범하고(性平), 맛은 달다(味甘).
귀경	폐경, 간경, 신경
문헌기록	

- 간과 신장을 보(補)하고, 정력에 도움을 준다.
- 폐를 윤택하게 하고, 기침을 멎게 하며, 피부미용에 도움을 준다.
- 허약하고 피로하여 잘 낫지 않은 것을 다스리고, 수험생에게 도움을 준다.
- 오래 먹으면 허한 기운을 다스리고 신체의 기능과 저항력을 높이며, 늙지 않는다.

약리작용	면역 촉진, 면역 조절 및 강화, 항피로, 항방사선, 항산화, 항노화, 혈당 강하, 항지방간
성분작용	– 글리신: 면역을 증강시킨다. – 비타민 B2: 백혈구의 탄식(呑食) 기능을 강화하고, 면역력 증강을 돕는다. – 아연: T세포와 대식세포의 기능을 활성화하여 면역력 향상에 도움이 된다. 호흡기 계통의 세포벽을 튼튼히 하여 미세먼지가 달라붙지 못하게 도움을 준다. – 칼슘: 골수에서 간세포가 생성되어 각종 면역세포를 만들어 면역력 향상에 도움이 된다.
용법·용량	6~12g. 물에 우려내거나 달이거나 밥, 죽, 효소, 차 등으로 요리한다.

구기자 현미밥 준비

구기자, 현미찹쌀, 멥쌀, 검정콩, 오미자

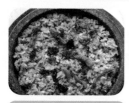
구기자 현미밥

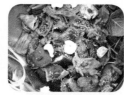
구기자 흑염소탕

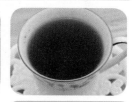
구기자차

1. 구기자 현미밥

① 면역 촉진에 좋은 구기자 10g, 기운을 보(補)하는 멥쌀 100g, 면역력 증강에 좋은 현미찹쌀 30g, 항바이러스에 좋은 검정콩 10g을 준비한다.

② 면역력과 항바이러스에 좋은 오미자 6g을 달인 즙과 ①을 함께 솥

에 넣고 밥을 지어 먹는다.

2. 구기자흑염소탕

① 면역력 증강에 좋은 구기자 10g
② 면역력 증강에 좋은 흑염소 200g
③ 부직포에 면역력 증강에 좋은 현미 찹쌀가루 120g, 통마늘 30g, 채 썬 대추 10개, 미세먼지와 항바이러스에 좋은 녹두 30g 등을 넣는다.
④ 물 적당량과 ①~③을 압력밥솥에 넣고, 센 불에서 끓이다가 추가 울면 중불로 줄이고 20분 후 불 끄고 10분 뜸 들인 후 꺼내어 먹는다.

3. 구기자차

면역 조절에 좋은 구기자가루 24g(1일 용량)을 물 1.2ℓ와 함께 탕기에 넣고 센 불에서 끓이다가 끓어오르면 약한 불로 줄이고 40분 달여 그 즙을 하루 여러 번 나누어 차나 음료 대용으로 마신다.

구기채 枸杞菜

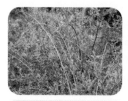
구기자나무

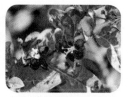
구기자 잎과 꽃

구기자순은 3~4월에 구기자나무의 어린잎을 채취하여 살짝 볶아 햇볕에 말려 차로 하여 마시거나, 생으로 살짝 삶아 나물로 하여 먹는다. 한국 각지에서 재배하고, 특히 충남 청양이 주 산지이며, 중국 영하산(産)의 품질이 좋다.

기원 및 식용부위	가짓과 구기자나무의 어린잎
성질과 맛	성질은 서늘하고(性凉), 맛은 달고 쓰다(味甘苦).
귀경	간경, 비경, 신경
문헌기록	

– 허한 것을 보(補)하고, 정(精)을 더해(益) 준다.
– 열을 내리고, 갈증을 멎게 하며, 눈을 밝게 한다.
– 풍을 제거한다.

약리작용	면역 증강, 안태(安胎)
성분작용	- 비타민 B2: 백혈구의 탄식(呑食) 기능을 강화하고, 면역력 증강을 돕는다. - 비타민 C: 백혈구의 탄식(呑食) 기능을 강화하고, 호흡기 계통의 면역력을 높여 항바이러스, 감기 예방, 체온 유지 등에 도움을 준다. - 철: T세포와 대식세포와 같은 면역세포에 매우 중요한 원소로 면역력을 높여준다.
용법·용량	8~12g 신선한 것 90~120g. 물에 달여 마시고, 나물로 무쳐 먹는다.

구기자 잎차 준비

구기자

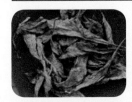
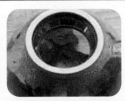
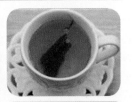

건조한 구기자 잎 　　구기자 잎과 다관 　　구기자 잎차

1. 구기자 잎차
면역 증강에 좋은 볶은 구기자잎 12g(1회 용량)을 다관(茶罐)에 넣고, 끓인 물로 잠시 우려낸 다음 따라 버린 후 다시 끓인 물에 10~15분 우려내 마신다.

주의사항: 유제품과는 맞지 않는다.

지골피 地骨皮

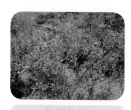
구기자나무

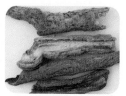
지골피

초봄이나 늦은 가을에 구기자나무의 뿌리를 채취하여 껍질을 벗겨 햇볕에 말린다. 전체모양은 원통 및 반(半)원통형이고, 길이는 3~10cm이다. 안쪽 면에 가는 세로무늬가 있어야 상품이다. 한국 각지에서 재배하고, 특히 충남 청양이 주산지이며, 중국 영하산(産)의 품질이 좋다.

기원 및 식용부위	가짓과 구기자나무의 뿌리껍질
성질과 맛	성질은 차고(性寒), 맛은 달다(味甘).
귀경	폐경, 간경, 신경
문헌기록	

폐의 열을 내리고 기침을 멎게 한다.
- 피부의 열을 잘 풀리게 한다.
- 근골을 튼튼하게 한다.

약리작용	면역 조절, 항바이러스, 항균, 혈당 강하, 유행성 감기 치료
성분작용	– 비타민 B군: 백혈구의 탄식(呑食) 기능을 강화하고, 면역력 증강을 돕는다. – 알칼로이드 : 신경을 안정시킨다. – 신남알데히드 : 항균작용, 살균작용을 한다.
용법·용량	9~15g. 물에 달여 마시거나, 환(丸)으로 하여 먹는다.

지골피 녹두대 준비

지골피, 꿀

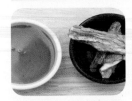 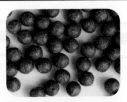

지골피 녹두대 밀환 준비   지골피 녹두대 밀환

1. 지골피 녹두대 밀환

면역 조절과 항바이러스에 좋은 지골피 1kg을 녹두대(綠豆大, 녹두알 크기 환약) 밀환(蜜丸)으로 만들어 1일 2회, 1회 40~50환씩 아침저녁 식후 30분에 복용한다.

주의사항: 비위가 차고 허한 자는 금기한다.

당귀當歸

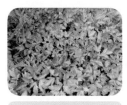

당귀(지상부)

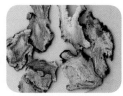

중국 당귀(좌)와
한국 참당귀(우)

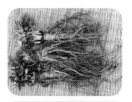

생당귀

당귀는 가을에 2년생 이상의 뿌리를 채취하여 줄기와 잎을 제거하고 흙을 깨끗이 씻어 통풍이 잘되는 그늘에서 말린다. 외형은 원뿔모양 및 좁고 긴 원뿔모양이고, 길이는 15~25cm이며, 꽃은 8~9월에 흰색으로 핀다. 줄기 및 목질근이 5.0% 이상 섞여있지 않아야 한다. 한국 강원도(오대산), 경기도(천마산), 전북(덕유산), 경남(지리산) 등지에서 자생하고, 봉화, 평창, 정선 등지에서 재배하며, 중국 사천, 운남, 호북 등지가 주산지다.

기원 및 식용부위	산형과 초본식물인 당귀의 뿌리
성질과 맛	성질은 따뜻하고(性溫), 맛은 달고 맵다(味甘辛).
귀경	간경, 심경, 비경

문헌기록
– 혈(血)을 보(補)하고 혈액순환을 촉진한다.
– 여인의 묘약이고, 피부미용과 비만에 도움을 준다.
– 타박상을 다스리고, 진정, 진통작용 등을 한다.
– 월경을 잘 통하게 하고, 생리통을 다스린다.

약리작용	면역 증강, 면역기능 강화, 항균, 항암, 항방사선, 간 기능 보호, 항혈전
성분작용	– 비타민 A: 기관지와 코의 점막을 튼튼히 하고, 항바이러스 작용과 미세먼지 방어에 도움이 되며, 감기를 예방한다. – 니코틴산: 백혈구의 탄식(呑食) 기능을 강화하고, 면역력 증강을 돕는다. – 비타민 E: 항체 생산을 활발하게 하여 면역력을 증강한다. 혈액순환을 촉진하고 체온을 유지하며 항산화 작용을 한다. – 니아신: 면역력을 높여주고 장수유전자라 칭하는 사투인 유전자를 활성화한다.
용법·용량	6~12g. 달이거나 술에 담그거나 차 등으로 하여 마신다.

당귀술 준비

당귀, 담금주

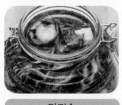 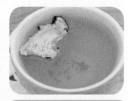

당귀술	당귀차

1. 당귀술

면역 증강에 좋은 당귀를 밀폐용기에 넣고 당귀가 다 잠길 정도로 담금주를 채운 후 밀봉하여 통풍이 잘되는 그늘에서 100일 숙성시킨 후 건더기를 걸러내고 추출액은 냉장 보관하고 1일 2회, 1회 50ml(소주잔 한 잔)씩 마신다.

2. 당귀차

면역력을 높여주는 당귀 24g(1일 용량)을 물 1.2ℓ와 함께 탕기에 넣고 센 불에서 끓이다가 끓어오르면 약한 불로 줄이고 40분 달여 그 즙을 하루 여러 번 나누어 차나 음료 대용으로 마신다.

주의사항: 설사를 하거나, 자궁출혈이 있는 자는 금기한다.

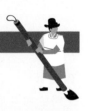

길경桔梗

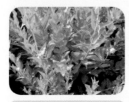

도라지(지상부)

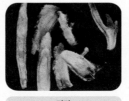

길경

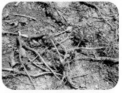

도라지

도라지는 봄과 가을에 채취하여 햇볕에 말린다. 전체모양은 가늘고 긴 방추형 및 원뿔형이다. 꽃은 7~8월에 하늘색, 또는 백색으로 핀다. 횡단면의 중심 목부는 연한 노란색을 띠고, 피부는 황백색을 띤다. 한국 각지에 분포하고, 경북 봉화, 충북 단양이 주 산지이고, 중국은 안휘, 산동 등지가 주산지다. 모든 약을 실어 아래로 내려가지 않게 하고 기운과 혈(血)을 끌어 올리니 우리 몸에서 배의 노와 같은 역할을 한다.

기원 및 식용부위	초롱꽃과 다년생 초본인 도라지의 뿌리
성질과 맛	성질은 평범하고(性平), 맛은 쓰고 맵다(味苦辛).
귀경	폐경
문헌기록	

– 목구멍을 보(補)하고, 폐의 기운(氣運)을 잘 통하게 한다.
– 폐 속의 고름을 배출한다.
– 가래와 기침을 멎게 한다.
– 기관지염, 폐농양, 인후염

약리작용	면역 증강, 백혈구 증강, 향살균, 혈당 강하, 항과민, 호흡기 점액분비 증가, 해열, 진정
성분작용	– 사포닌 : 면역 증강, 항바이러스, 항염증, 기관지염, 기침, 가래 등에 도움을 준다. – 베툴린산 : 면역력 증진, 활성산소 억제, 신진대사를 원활하게 해준다. – 이눌린 : 기관지의 점막분비기능을 향상시켜, 가래, 기침 등을 멎게 하고 미세먼지 방어에 도움이 된다. – 비타민 A : 기관지와 코의 점막을 튼튼히 하고, 항바이러스 작용과 미세먼지에 도움이 되며, 감기를 예방한다.
용법·용량	3~10g. 물에 우려내거나 달이거나 효소로 만들거나 차로 하여 마신다.

도라지 정과 준비

도라지, 꿀

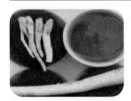
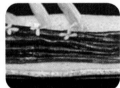
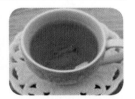

| 도라지 정과 준비 | 도라지 정과 | 도라지차 |

1. 도라지정과

① 깨끗이 손질한 도라지를 찜기에 넣고 센 불로 5분 찌고, 중불로 낮추어 5분 더 찐다.

② 꿀과 물을 3:1 비율로 하여 위 ①을 넣은 후 약한 불로 1시간 조려 낸다.

③ 3시간 후에 ②의 과정을 반복한다.
④ 위 ③을 채반에 널어 36시간 건조한다.

2. 도라지차
면역 증강에 좋은 도라지가루 20g(1일 용량)을 물 1.2ℓ와 함께 탕기에 넣고 센 불에서 끓이다가 끓어오르면 약한 불로 줄이고 40분 달여 그 즙을 하루 여러 번 나누어 차나 음료 대용으로 마신다.

오미자五味子

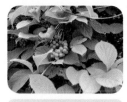
오미자(지상부)

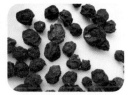
오미자

오미자는 서리 내린 후(10~11월)에 잘 익은 과실을 채취하여 열매꼭지를 제거하고 살짝 쪄서 햇볕에 말린다. 전체 모양은 고르지 않은 구(球)형 및 납작한 구형이고, 크기는 2~5mm이다. 과육이 두텁고 클수록 상품이다. 오미자는 신맛, 단맛, 쓴맛, 짠맛, 매운맛 등 다섯 가지 맛이 난다고 하여 오미자라 했고, 그중 신맛이 주가 된다. 꽃은 6~7월에 황백색으로 피고, 열매는 8~9월에 홍색으로 익는다. 한국 각지에 분포하고, 지리산, 덕유산, 강원도 등이 주 산지이며, 중국은 동북, 하북 등지가 주산지다.

기원 및 식용부위	목련과의 낙엽덩굴성 목본인 오미자나무의 잘 익은 열매
성질과 맛	성질은 따뜻하고(性溫), 맛은 시고 달다(味酸甘).
귀경	폐경, 심경, 신경
문헌기록	

- 폐가 허(虛)해서 오래된 기침을 다스린다.
- 신장을 보하고, 정신을 안정시킨다.
- 양기를 강하게 한다.
- 허한 기운을 다스리며 신체 기능과 저항력을 높인다.

약리작용	면역 강화, 항바이러스, 세포 면역기능 증가, 항균, 항산화, 항노화, 뇌와 간 활성화
성분작용	− 비타민 C: 백혈구의 탄식(呑食) 기능을 강화하고, 호흡기 계통의 면역력을 높여 항바이러스, 감기 예방, 체온 유지 등에 도움을 준다. − 비타민 E: 항체 생산을 활발하게 하여 면역력을 증강한다. 혈액순환을 촉진하고 체온을 유지하며 항산화 작용을 한다. − 시트랄 : 면역력 증강, 항균, 항산화, 항노화 등에 도움이 된다.
용법·용량	2~6g. 달이거나 밥, 죽, 차 등으로 요리한다.

생맥산 준비

인삼, 오미자. 맥문동

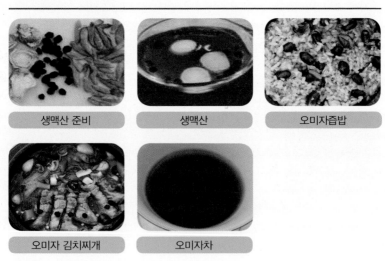

생맥산 준비   생맥산   오미자즙밥

오미자 김치찌개   오미자차

1. 생맥산

① 면역 강화에 좋은 오미자 10g, 면역력 증강에 좋은 인삼 10g, 면역기능을 증강시키는 맥문동 20g(1일 용량)을 준비한다.

② 위 ①을 물 1.2ℓ와 함께 탕기에 넣고, 센 불에서 달이다가 끓어오르면 약한 불로 줄이고 40분 달여 그 즙을 하루 여러 번 나누어 차나 음료 대용으로 마신다.

③ 위 처방은 생맥산(生脈散)이라 하고, 폐에 열이 잠복되어 있어 폐의 기(氣)가 끊어질 것 같은 것을 다스린다.

2. 오미자즙밥

면역 증강과 항바이러스에 좋은 오미자 6g을 달인 즙, 기운을 보(補)하는 멥쌀 120g, 면역력 증강에 좋은 현미찹쌀 30g 등을 솥에 넣고 밥을 지어 먹는다.

3. 오미자김치찌개

오미자의 맛은 시고 달며, 면역 증강과 항바이러스에 좋은 오미자 6g을 달인 즙으로 김치찌개를 하면 맛이 매우 좋다.

4. 오미자차

면역 증강과 항바이러스에 좋은 오미자 12g을 물 1.2ℓ와 함께 탕기에 넣고 센 불에서 끓이다가 끓어오르면 약한 불로 줄이고 40분 달여 그 즙을 하루 여러 번 나누어 차나 음료 대용으로 마신다.

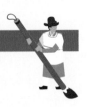

감초甘草

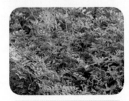

감초(지상부)

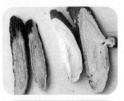

우즈베키스탄 감초
(좌)와 한국 감초(우)

감초는 임금의 스승인 국노(國老)라 불릴 정도로 그 효능을 높이 인정받는다. 봄과 가을에 채취하여 잔뿌리를 제거하고 햇볕에 말린다. 봄에 채취한 것이 좋다. 껍질이 붙어있는 바깥 면이 어두운 갈색을 띠고, 껍질을 벗긴 감초는 엷은 황색을 띠는 것이 상품이다. 외형은 원기둥 모양이고, 길이는 25~100cm이다. 약초에서 단맛이 나므로 '감초(甘草)'라 하였고, 조화작용을 하기 때문에 '약방의 감초'라는 말이 나왔다.' 약방은 한의원과 처방을 뜻한다. 부신피질호르몬을 함유하고 있어 장기복용은 금기한다. 7~8월에 남자색(藍紫色) 꽃이 핀다. 중국, 베트남, 우즈베키스탄 등지에서 생산되고, 내몽골와 감숙성이 주산지이며, 내몽골산이 가장 좋다.

기원 및 식용부위	콩과의 다년생 본초인 만주 감초의 뿌리 및 뿌리줄기
성질과 맛	성질은 평범하고(性平), 맛은 달다(味甘).
귀경	폐경, 심경, 비경, 위경

문헌기록	
	– 폐를 윤택하게 하고 기침을 멎게 한다. – 열을 내리고 해독작용을 하며, 미세먼지 방어에 도움을 준다. – 음식물, 약물 및 농약 중독을 풀어준다. – 모든 약을 조화롭게 한다. – 오래 복용하면 몸이 가벼워지고, 오래 살 수 있게 한다.
약리작용	면역 증강, 항바이러스, 인터페론 유도작용, 항균, 진해거담, 해독, 해열, 진정, 항과민작용, 항종양
성분작용	– 플라보노이드: 면역력 증강 및 폐를 보호한다. – 글리시리진: 항바이러스 작용, 항염증 작용, 거담작용, 해독작용 등이 있다. 요힘빈, 모르핀, 코카인, 코데인, 아트로핀 등에 의한 중독을 풀어준다. – 아미노산: 면역력을 증강시킨다. – 비오틴: 세포증식을 자극하여 면역기능을 강화시킨다.
용법·용량	3~10g. 술에 담그거나, 물에 달이거나, 차로 하여 마신다.

과일감초화채, 과일유채꽃감초차 준비

수박, 사과, 파인애플, 감초, 초유, 유채꽃, 해바라기 씨 / 감초, 파인애플 잎, 사과껍질, 수박껍질, 해바라기 씨, 유채꽃

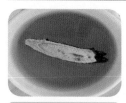
감초차

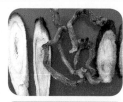
황기, 둥굴레, 감초 볶은 것

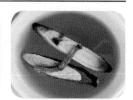
황기둥굴레 감초차

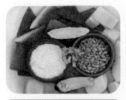
과일감초화채 준비

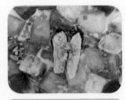
과일감초화채

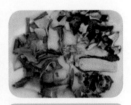
과일유채꽃감초차 준비

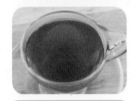
과일유채꽃감초차

1. 감초차

면역 증강과 항바이러스에 좋은 감초 20g(1일 용량)을 물 1.2ℓ와 함께 탕기에 넣고 센 불에서 끓이다가 끓어오르면 약한 불로 줄이고 40분 달여 그 즙을 하루 여러 번 나누어 차나 음료 대용으로 마신다.

2. 황기둥굴레감초차

면역 증강과 항바이러스에 좋은 감초 15g, 면역력 증강과 항바이러스에 좋은 둥굴레 15g, 면역기능 강화와 항바이러스에 좋은 황기 15g 등을 물 1.8ℓ와 함께 탕기에 넣고 센 불에서 끓이다가 끓어오르면 약한 불로 줄이고 40분 달인 즙을 하루에 여러 번 나누어 차나 음료 대용으로 마신다.

3. 과일감초화채

면역력 증강과 항바이러스에 좋은 감초 10g을 달인 즙, 면역조절 작용을 하는 파인애플 적당량, 항바이러스에 좋은 사과 적당량, 폐를 윤택하게 하고 급성 열병을 다스리는 수박 적당량, 면역력 강화에 좋은 초유 적당량, 면역능력 강화에 좋은 해바라기 씨 적당량 등을 용기에 넣고 얼음을 띄워 골고루 섞어 먹는다.

4. 과일유채꽃감초차

면역력 증강과 항바이러스에 좋은 감초 가루 15g, 면역조절작용을 하는 말린 파인애플잎 15g, 항바이러스에 좋은 말린 사과껍질 15g, 폐를 윤택하게 하고 급성 열병을 다스리는 말린 수박껍질 15g, 면역능력 강화에 좋은 해바라기 씨, 유채꽃 등을 물 1.8ℓ와 함께 탕기에 넣고 센 불에서 끓이다가 끓어오르면 중불로 줄이고 15분 달여 그 즙을 하루에 여러 번 나누어 차나 음료 대용으로 마신다.

주의사항: 항이뇨작용을 하므로 부종이 있는 자는 금기한다.

박하薄荷

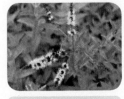
박하(지상부)

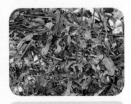
박하

박하는 여름과 가을에 잎이 무성하고 꽃이 피었을 때 맑은 날에 채취하여 그늘에서 말린다. 줄기의 길이는 15~40cm이고, 꽃은 7~9월에 연한 자주색으로 핀다. 잎이 많고 회녹색이며 맛과 냄새가 강한 것이 상품이다. 그리스 신화에서 나오는 명계(冥界)의 신 하데스의 연인 민테에서 유래한 민트(mint)라는 영어이름으로 유명하다. 방향성(芳香性)으로 인해 식료품과 화장품에 향료로 많이 사용한다. 한국 각지에서 재배하고, 중국 강소, 강서, 절강 등지의 것이 상품이다.

기원 및 식용부위	꿀풀과에 속한 박하의 지상부
성질과 맛	질은 서늘하고(性凉), 맛은 맵다(味辛)
귀경	폐경, 간경
문헌기록	

– 발열(發熱)과 오한(惡寒)으로 오는 감기를 다스린다.
– 머리와 눈을 맑게 한다.
– 인후가 붓고 아픈 것을 다스리고, 목구멍을 이롭게 한다.
– 피부병 등을 다스리고, 피부미용에 도움을 준다.

약리작용	항바이러스, 항균, 결핵 간균, 방향성 건위, 진해거담, 단순 포진에 좋고 땀을 나게 하고 열을 내려준다. 뇌를 자극한다.
성분작용	– 플라보노이드 : 면역력 증강 및 폐를 보호한다. – 시네올 : 신경 안정, 스트레스 해소, 항산화 및 말초혈관을 확장시킨다. – 이소루신 : 면역력 증강, 근(筋) 지구력 증진 등에 도움이 된다. – 리모넨 : 긴장을 완화하고, 호흡기 계통을 튼튼하게 하며, 미세먼지로 인한 피해에 도움이 된다.
용법·용량	3~6g. 달이거나 차로 하여 마신다. 후하(後下)한다.

* 후하(後下): 유효물질의 손실을 줄이기 위해 다른 약재를 먼저 끓이고 뒤에 잠깐만 넣는 전 탕법

박하

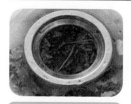
박하차 준비

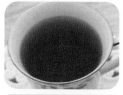
박하차

1. 박하차

항바이러스에 좋은 박하 12g(1일 용량)를 다관(茶罐)에 넣고, 끓인 물로 잠시 우려낸 다음 따라 버린 후 다시 끓인 물로 10~15분 우려낸 후 마신다.

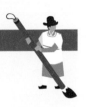

어성초魚腥草

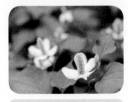

어성초

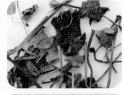

건조한 어성초

어성초는 여름철에 줄기와 잎이 무성하고 꽃 이삭이 많을 때 채취하여 햇볕에서 말린다. 이물질이 2.0% 이상 섞여 있지 않아야 한다. 전체 모양은 줄기가 세로로 주름이 있고, 마디가 분명하며, 줄기 길이는 20~35cm이고, 꽃은 5~6월에 핀다. 물고기 비린내가 난다고 하여 어성초(魚腥草)라 한다. 울릉도와 제주도에서 재배하고, 중국 장강유역 이남에 자생한다.

기원 및 식용부위	삼백초과에 속하는 약모밀의 지상부 전초
성질과 맛	성질은 약간 차고(性微寒), 맛은 맵다(味辛)
귀경	폐경
문헌기록	

- 폐 조직에 고름이 생기는 질병을 다스린다.
- 열을 내리고 해독작용을 한다.
- 악성 종기의 고름을 배출한다.

약리작용	면역력 강화, 면역기능 증강, 항바이러스, 항균, 항염, 이뇨작용 및 폐렴쌍구균, 기침, 가래 증상을 가라앉히는 데 좋다.
성분작용	– 퀘르세틴 : 면역력을 증강시킨다. – 플라보노이드 : 면역력 증강 및 폐를 보호한다. – 케톤류 : 항균과 방부작용도 한다.
용법·용량	12~20g. 신선한 것 24~40g. 달이거나 차로 하여 마신다.

어성초대추차 준비

어성초, 대추채

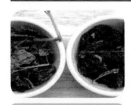 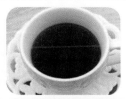

어성초 대추차 준비   어성초 대추차

1. 어성초대추차

① 면역력 증강과 항바이러스에 좋은 어성초 30g, 면역력 증강에 좋은 대추채 20g(1일 용량)을 준비한다.

② 위 ①을 물 1.2ℓ와 함께 탕기에 넣고 센 불에서 끓이다가 끓어오르면 약한 불로 줄이고 40분 달여 그 즙을 하루 여러 번 나누어 차나 음료 대용으로 마신다.

주의사항: 정기가 허하고 속이 찬 허한증(虛寒證)이 있는 자는 금기한다.

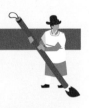

월경을 고르게 하는, 함박꽃 뿌리

작약芍藥

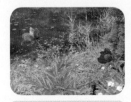

작약 지상부

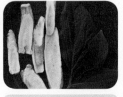

건조한 작약과 작약잎

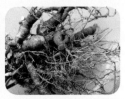

백작약

함박꽃 재배품은 3~4년생을, 야생종은 5~10년생을 여름과 가을(9~10월)에 채취하여 머리, 꼬리, 가는 뿌리를 제거하고 끓는 물에 살짝 데친 후 거칠거칠한 껍질을 벗겨내고 햇볕에 말린다. 그렇게 끓는 물에 데쳐 햇볕에 말린 것이 백(白)작약이고, 삶지 않고 말린 것은 적(赤)작약이다. 꽃의 모양이 크고 풍성해 함지박처럼 넉넉하다 하여 함박꽃이라고도 한다. 한국 각지에서 재배하고, 경북 의성 작약이 매우 유명하다. 중국 절강, 사천, 산동 등지가 주산지다.

기원 및 식용부위	미나리아재비과의 다년생 본초인 작약의 뿌리
성질과 맛	성질은 약간 차고(性微寒), 맛은 쓰고 시다(味苦酸)
귀경	간경, 비경
문헌기록	

- 혈(血)을 길러 월경을 고르게 한다.
- 머리가 아프고 어지러운 것을 다스린다.
- 눈을 밝게 한다.
- 관절염에 도움을 준다.

약리작용	면역기능 조절 작용, 항바이러스, 항균, 항혈전, 간 보호, 진통 완화 및 경련을 멈추게 한다.
성분작용	– 단백질: 호르몬을 정상 유지하고 호흡기계통의 면역력을 높여 항바이러스와 미세먼지 방어에 도움을 준다. 항체와 효소를 도와 면역력에 도움을 주고, 라이소자임 효소가 몸을 바이러스로부터 보호한다. – 사포닌: 면역력 증강, 항바이러스, 항염증, 기관지염, 기침, 가래 등에 도움을 준다. – 페놀 : 면역력 증강, 항산화 작용을 한다. – 점액질: 호흡기 계통의 점막을 보호하고 바이러스와 미세먼지 등의 방어에 도움이 된다.
용법·용량	5~15g. 물에 우려내거나 달이거나 효소, 차 등으로 마신다.

작약대추차 준비

백작약, 적작약, 대추채

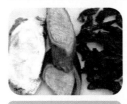
작약대추차 준비

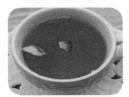
작약대추차

1. 작약대추차

면역조절과 항바이러스에 좋은 작약 20g, 면역력 강화에 좋은 대추채 10g 등(1일 용량)을 물 1.2ℓ와 함께 탕기에 넣고 센 불에서 끓이다가 끓어오르면 약한 불로 줄이고 40분 달여 그 즙을 하루 여러 번 나누어 차나 음료 대용으로 마신다.

기둥을 튼튼히 해주는

두충杜沖

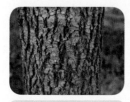
두충나무

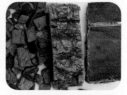
두충(구타페르카)

두충은 15~20년생 두충나무의 껍질을 4~5월에 벗겨 코르크층을 벗겨낸 다음 쌓아 놓고 속껍질이 자갈색(紫褐色)으로 변했을 때 햇볕에 말린다. 외형은 널빤지 모양이고, 양쪽 가장자리가 안쪽으로 약간 말려 있으며, 두께는 3~7mm이다. 껍질이 두텁고 단면에 실이 많은 것이 상품이다. 중국 고서에서는 '옛날에 두충이라는 사람이 이를 먹고 득도하였기에 이름이 두충(杜沖)'이라고 한다. 한국 각지에서 재배하는데, 특히 금산, 홍천, 임실 등에서 많이 재배하고, 중국 사천, 운남, 호북 등지가 주산지다.

기원 및 식용부위	두충과 두충나무의 주피를 제거한 줄기껍질
성질과 맛	성질은 따뜻하고(性溫), 맛은 달다(味甘)
귀경	간경, 신경
문헌기록	

- 간신(肝腎)을 보(補)한다.
- 근골을 강하게 하고, 안태(安胎) 작용을 한다.
- 오래 먹으면 의지를 강하게 하며, 몸이 가벼워지고, 늙는 것을 견디게 한다.
- 허리가 시큰거리며 아픈 것, 무릎이 허약한 것을 다스린다.

약리작용	면역기능 증강, 항바이러스, 항종양, 항스트레스, 진정, 소염, 진통, 항피로, 골수 촉진
성분작용	– 아르기닌: 면역을 촉진시킨다. – 베툴린산: 면역력 증진, 활성산소 억제, 신진대사를 원활히 하여 준다. – 베타시토스테롤 : 풍부한 수분을 함유하고 있어 혈액순환을 돕고, 노폐물을 배출하며, 미세먼지 방어에 도움이 된다. – 비타민 C: 백혈구의 탄식(吞食) 기능을 강화하고, 호흡기 계통의 면역력을 높여 항바이러스, 감기 예방, 체온 유지 등에 도움을 준다. – 니아신: 스트레스에 의한 신경 손상을 줄여 치매를 예방하는 효과에 도움을 주고, 면역력을 높여준다.
용법·용량	6~10g. 달이거나 술에 담그거나 밥, 죽, 탕, 떡, 빵, 전, 차 등으로 요리한다.

두충오리백숙 준비

황기, 감초, 통마늘, 두충, 대추채, 현미, 흰 오리

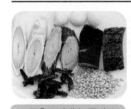

두충오리백숙 준비

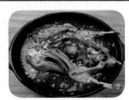

두충오리백숙

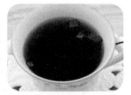

두충대추차

1. 두충오리백숙

① 허(虛)한 것을 보(補)하고, 해독작용을 하는 흰 오리 1마리, 면역 증강과 항바이러스에 좋은 두충 20g, 신체의 기능과 저항력을 높

이는 황기 20g, 면역력 증강과 항바이러스에 좋은 감초 10g, T세
포와 대식세포 등을 활성화하여 면역력 증강에 도움을 주는 통마
늘 30g, 정신과 의지를 강하게 하고 면역력 증강에 좋은 대추채
10g을 준비한다.

② 면역력 증강에 좋은 현미찹쌀 130g을 부직포에 넣는다.

③ 위 ①과 ②를 적당량 물과 함께 압력밥솥에 넣고, 센 불에서 끓이
다가 추가 울면 중불로 줄이고, 30분 후 불을 끄고, 10분 뜸 들인
후 뚜껑을 열고 먹는다.

2. 두충대추차

면역기능 증강에 좋은 두충 20g, 면역력 강화에 좋은 대추채 10g 등
(1일 용량)을 물 1.2ℓ와 함께 탕기에 넣고 센 불에서 끓이다가 끓어오
르면 약한 불로 줄이고 40분 달여 그 즙을 하루 여러 번 나누어 차나
음료 대용으로 마신다.

포공영 蒲公英

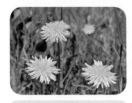
민들레

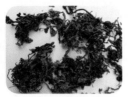
포공영

민들레는 봄과 여름에 꽃이 피기 전후에 뿌리와 같이 채취하여 햇볕에서 말린다. 전체 모양은 긴 방추형 뿌리와 근두(뿌리와 줄기 경계) 부분에 긴 타원형의 날개모양으로 갈라진 잎이 여러 개 붙어있고, 길이는 5~30cm 이며, 4~5월에 노란 꽃이 핀다. 잎이 크고 회색을 띤 녹색이 나며 뿌리가 튼튼하고, 지름이 10mm 이상이고 이물질이 없는 것이 상품이다. 옛날 어느 부잣집 외동딸의 가슴에 종양이 생겨 한 어부가 약초를 구해 치료해주었는데 그 어부의 딸 이름이 포공영이라 이 약초에 포공영이라는 이름이 붙었다고 한다. 한국과 중국의 전 지역에 고루 분포한다.

기원 및 식용부위	국화과 다년생 본초인 민들레의 전초
성질과 맛	질은 차고(性寒), 맛은 쓰고 달다(味苦甘)
귀경	간경, 위경
문헌기록	

- 열을 내리고 해독작용을 한다.
- 폐 조직에 고름이 생기는 질병을 다스린다.
- 부종을 빼고, 적취(積聚, 배 속 결괴로 더부룩하고 아픈 증상)를 풀어준다.

약리작용	면역 증강, 항바이러스, 항균, 항종양, 이담, 간 보호
성분작용	– 비타민 B2: 백혈구의 탄식(呑食) 기능을 강화하고, 면역력 증강을 돕는다. – 이눌린: 기관지의 점막분비기능을 향상시켜, 가래, 기침 등을 멈추게 하고 미세먼지 방어에 도움이 된다. – 베타아미린: 면역력 증강작용이 있다. – 플라보크산틴: 기관지염에 도움을 주고, 기관지 점막분비 기능을 증진시켜 가래를 삭이고 기침을 멎게 하며, 미세먼지로 인한 피해에도 도움이 된다.
용법·용량	9~15g. 달이거나 전, 나물, 차 등으로 요리한다.

민들레전 준비

민들레, 밀가루, 현미찹쌀가루, 콩기름, 소금 약간

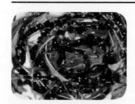
민들레 강회

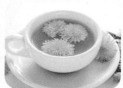
민들레꽃차

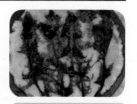
민들레전

1. 민들레 강회
신선한 민들레에 초장을 뿌려 강회로 하여 먹는다.

2. 민들레꽃차
면역증강과 항바이러스에 좋은 민들레꽃 10g을 티백에 넣은 다음 다관(茶罐)에 넣고, 끓인 물로 잠시 우려낸 다음 따라버린 후 다시 끓인 물로 10~15분 우려낸 후 마신다.

3. 민들레전
① 항바이러스에 좋은 밀가루 100g, 면역력 증강에 좋은 현미찹쌀가루 100g, 살균과 방부작용을 하는 소금 3g을 준비한다.
② 위 ①을 적당량 물과 함께 용기에 넣고 반죽한다.
③ 프라이팬에 항산화 작용과 피부노화 예방에 좋은 콩기름을 두르고 ②를 떠 넣고, 면역력과 항바이러스에 좋은 신선한 민들레 10g을 적당히 올려 전을 부쳐낸다.

주의사항: 비위가 허약하고 찬 체질인 자는 금기한다.

산수유山茱萸

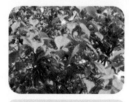
산수유 나무

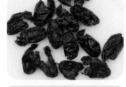
산수유

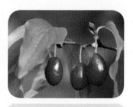
신선한 산수유

산수유는 늦가을부터 초겨울 사이에 과피(果皮)가 홍색으로 변한 것을 채취하여 끓는 물에 살짝 삶아 과핵(科核)을 제거하고 햇볕에 말린다. 외형은 불규칙한 조각 및 주머니 모양이고, 길이는 10~15mm이다. 과육이 두껍고 홍자색(紅紫色)을 띠는 것이 상품이다. 3~4월에 잎보다 먼저 노란 꽃이 무리지어 피고, 가을에 긴 타원형의 열매가 붉게 익는다. 가을에 빨간 열매를 맺어 가을산호(秋珊瑚, 추산호)라고도 한다. 한국 중부 이남에서 재배하고, 특히 구례, 봉화, 이천, 여주 등이 유명하고, 중국 절강, 강남, 산서 등지가 주산지다.

기원 및 식용부위	층층나무과 산수유나무의 씨를 제거한 잘 익은 열매
성질과 맛	성질은 약간 따뜻하고(性微溫), 맛은 시고 떫다(味酸澁)
귀경	간경, 신경
문헌기록	

- 간신(肝腎)을 보(補)한다.
- 허리와 무릎이 시큰거리고 냉(冷)한 것을 다스린다.
- 발기 불능, 이명(耳鳴)을 다스리는 데 좋다.

약리작용	면역기능 조절, 면역기능 증강, 항바이러스, 항암, 항균, 혈당 강하, 항쇼크, 항산화, 간 보호
성분작용	– 사포닌: 면역력 증강, 항바이러스, 항염증, 기관지염, 기침, 가래 등에 도움을 준다. – 비타민 A: 기관지와 코의 점막을 튼튼히 하고, 항바이러스 작용과 미세먼지 방지에 도움이 되며, 감기를 예방한다. – 코르닌: 부교감신경의 흥분작용을 도와 면역력 향상에 도움을 준다. – 비타민 B2: 백혈구의 탐식(呑食) 기능을 강화하고, 면역력 증강을 돕는다.
용법·용량	5~12g. 달여 마신다.

산수유즙밥 준비

멥쌀, 현미찹쌀, 산수유

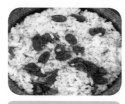

산수유즙밥

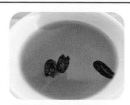

산수유차

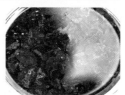

산수유고량주

1. 산수유즙밥

기운을 보(補)하는 멥쌀 100g, 면역력 증강에 좋은 현미찹쌀 30g, 면역기능 증강과 항바이러스에 좋은 산수유 10g을 달인 즙 등을 솥에 넣고, 적당량 물을 부어 밥을 지어 먹는다.

2. 산수유차

면역기능 증강과 항바이러스에 좋은 산수유 20g(1일 용량)을 물 1.2ℓ
와 함께 탕기에 넣고 센 불에서 끓이다가 끓어오르면 약한 불로 줄이고
40분 달여 그 즙을 하루 여러 번 나누어 차나 음료 대용으로 마신다.

3. 산수유고량주

면역기능 조절과 항바이러스에 좋은 산수유 50g과 고량주 500ml을
밀폐된 용기에 담고 7주 숙성한 후 산수유를 걸러내고 즙만 냉장 보관
하여 1일 1~2회, 1회 10ml씩 마신다.

주의사항: 소변이 불편한 자는 금기한다.

산사山査

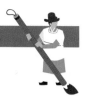

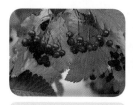

산사나무

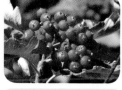

산사

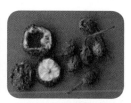

중국 산사육(좌)과
한국 산사육(우)

늦가을에 잘 익은 산사나무 과실을 따서 열매 씨와 열매꼭지를 채로 쳐서 제거하고 햇볕에 말린다. 외형은 원형 또는 긴 원형이고, 열매 지름은 1~2.5cm이다. 과육은 두텁고 연한 갈색이 상품이다. 4~5월에 하얀 꽃이 피고, 10월경에 공 모양의 열매가 달려 붉은 빛으로 익는다. 고기 먹고 체한 것에 최고의 처방이다. 한국 각지에 분포하며, 중국 사천, 감현, 청해 등지가 주산지다.

기원 및 식용부위	장미과 낙엽교목인 산사나무의 잘 익은 열매
성질과 맛	성질은 약간 따뜻하고(性微溫), 맛은 시고 달다(味酸甘).
귀경	간경, 비경, 위경
문헌기록	

- 고기 먹고 체기가 쌓인 것을 다스린다.
- 어혈을 다스리고, 월경을 잘 통하게 한다.
- 모세혈관의 혈액순환을 촉진시키며, 자궁을 수축한다.
- 기를 잘 통하게 하고, 어혈을 풀어주며, 살을 빼는 작용을 한다.
- 정신을 차리고, 술을 깨게 한다.

약리작용	면역 증강, 항균, 항종양, 지방 소화 촉진, 항산화 작용 및 고지혈증, 비만증, 혈압 강하에 좋다.
성분작용	– 플라보노이드: 면역력 증강 및 폐를 보호한다. – 퀘르세틴: 면역력을 증강시킨다. – 사포닌: 면역력 증강, 항바이러스, 항염증 기능 및 기관지염, 기침, 가래 개선 등에 도움을 준다. – 비타민 C: 백혈구의 탄식(呑食) 기능을 강화하고, 호흡기 계통의 면역력을 높여 항바이러스, 감기 예방, 체온 유지 등 의 작용을 하고, 아드레날린 분비를 촉진시켜 스트레스를 해소한다. – 칼슘: 골수에서 간세포가 생성되어 각종 면역세포를 만들어 면역력 향상에 도움이 된다.
용법·용량	9~15g. 달이거나 밥, 죽, 떡, 빵, 차 등으로 요리한다.

산사차 준비

산사

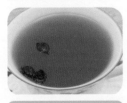

산사차

1. 산사차

면역 증강에 좋은 산사 30g을(1일 용량) 물 1.2ℓ와 함께 탕기에 넣고 센 불에서 끓이다가 끓어오르면 약한 불로 줄이고 40분 달여 그 즙을 하루 여러 번 나누어 차나 음료 대용으로 마신다.

주의사항: 위산 과다인 자, 임산부, 비위 등이 허약한 자는 금기한다.

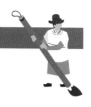

우슬牛膝

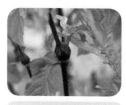
쇠무릎(지상부)

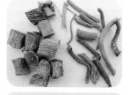
우슬

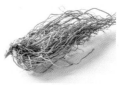
쇠무릎

쇠무릎은 겨울철에 줄기와 잎이 마른 뒤에 채취하여 노두(땅 위로 나온 부분)를 제거하고 햇볕에서 말린다. 외형은 원기둥 모양의 원뿌리에 가늘고 긴 측근이 많이 달려있으며, 길이는 5~20cm이다. 이물질이 없어야 하고, 줄기가 5.0% 이상 섞이지 않아야 한다. 8~9월에 꽃이 핀다. 약초 뿌리가 마치 소의 무릎처럼 생겼다고 하여 우슬이라 하였다. 한국 각지에 분포하고, 중국 하남이 주산지이며, 하북, 산동, 요녕성 등지에서 재배한다.

기원 및 식용부위	비름과 다년생 초본인 우슬의 뿌리
성질과 맛	성질은 평범하고(性平), 맛은 쓰고 시다(味苦酸).
귀경	간경, 신경
문헌기록	

- 간신(肝腎)을 보(補)하고, 근골을 튼튼하게 한다.
- 허리와 무릎이 시큰거리며 아픈 것을 다스린다.
- 머리카락이 희지 않게 한다.
- 오래 먹으면 몸이 가벼워지고, 늙는 것을 견디게 한다.

약리작용	면역기능 강화, 지방 강하, 혈당 강하, 항염 및 진통을 가라앉히는 데 좋다.
성분작용	– 칼륨: 면역력 증강, 해독작용, 노폐물 배출, 미세먼지 방어 등에 도움이 된다. – 베타시토스테롤: 풍부한 수분을 함유하고 있어 혈액순환을 돕고, 노폐물을 배출하며 미세먼지에 도움이 된다. – 세린: 간 기능을 강화하여 핵산생성을 도와 면역력을 증강시킨다. – 아르기닌: 면역을 촉진시킨다. – 글리신: 면역 촉진 및 뇌기능을 증진시킨다.
용법·용량	10~15g. 물에 달여 마시거나 환으로 하여 먹는다.

우슬 오자대 밀환 준비

중국 우슬, 꿀, 한국 우슬

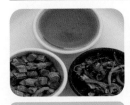
우슬오자대밀환 준비

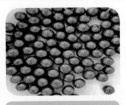
우슬오자대밀환

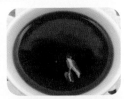
우슬꿀차

1. 우슬오자대밀환

면역기능 강화에 좋은 우슬 1kg을 오자대(梧子大, 오동나무 씨앗 크기) 밀환(蜜丸)으로 만들어 1일 2~3회, 1회 30~40환씩 식후 30분에 먹는다.

2. 우슬꿀차

면역기능 강화에 좋은 우슬 20g을 물 1.2ℓ와 함께 탕기에 넣고 센 불에서 끓이다가 끓어오르면 약한 불로 줄이고, 40분 달인 즙에 면역력 증강에 좋은 꿀 30g을 섞어 하루 여러 번 나누어 차나 음료 대용으로 마신다.

주의사항: 임신부, 월경 과다 등에는 금기한다.

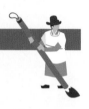

천마 天麻

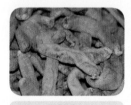
천마

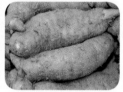
신선한 천마

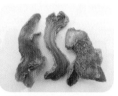
천마편

천마는 가을부터 이듬해 봄까지 채취하여 햇볕에서 말린다. 외형은 약간 구부러지고 납작하게 눌린 원기둥 모양이고, 길이는 3~15cm이다. 6~7월에 황갈색 꽃이 핀다. 대체로 질이 튼튼하고 무거우며, 단면이 밝은 빛이며 속이 비어 있지 않은 것이 상품이다. 경남 지리산, 충북 속리산, 강원도 치악산, 경기도 천마산 등지에서 자생하고, 장수와 파주에서는 재배한다. 중국 사천, 운남, 귀주 등지가 주산지다.

기원 및 식용부위	난초과 다년생 기생 초본인 천마의 덩이줄기를 쪄서 건조한 것
성질과 맛	성질은 평범하고(性平), 맛은 달다(味甘)
귀경	간경
문헌기록	

- 어지럽고 머리가 아픈 것을 다스린다.
- 팔다리와 몸이 마비되는 것을 다스린다.
- 풍(風)을 다스리는 신약(神藥)이다.
- 풍을 제거하고, 경락을 잘 통하게 한다.

약리작용	면역 활성화, 면역 증강, 혈압 강하, 항산화, 항경련, 항방사능, 진정작용, 진통작용, 학습과 기억력 개선
성분작용	– 베타시토스테롤: 풍부한 수분을 함유하고 있어 혈액순환을 돕고, 노폐물을 배출하며, 미세먼지 방어에 도움이 된다. – 철: T세포와 대식세포와 같은 면역세포에 매우 중요한 원소로 면역력을 높여준다. – 단백질: 호르몬을 정상유지하고 호흡기계통의 면역력을 높여 항바이러스와 미세먼지 방어에 도움을 준다. 항체와 효소를 도와 면역력에 도움을 주고, 라이소자임 효소가 바이러스로부터 몸을 보호한다.
용법·용량	3~10g. 물에 우려내거나 달이거나 가루 내거나 밥, 죽, 차 등으로 하여 먹는다

천마차 준비

천마, 대추채

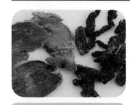 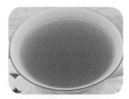

천마차 준비   천마차

1. 천마차

면역 활성에 좋은 천마 10g, 면역력 강화에 좋은 대추채 10g 등(1일 용량)을 물 1.2ℓ와 함께 탕기에 넣고 센 불에서 끓이다가 끓어오르면 약한 불로 줄이고 40분 달여 그 즙을 하루 여러 번 나누어 차나 음료 대용으로 마신다.

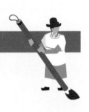

상지桑枝

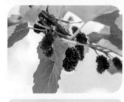
뽕나무 가지

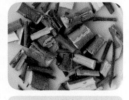
상지

늦은 봄부터 초여름 사이에 뽕나무의 어린 가지를 잘라 햇볕에서 말린다. 외형은 긴 원기둥 모양이고 길이가 일정하지 않으며, 가끔 곁가지가 붙은 것도 있고, 지름은 0.5~1.5cm이다. 질이 연하며 가늘고 꺾은 면이 황백색인 것이 상품이다. 한국 및 중국 전역에 분포한다.

기원 및 식용부위	뽕나무과 낙엽 교목인 뽕나무의 어린 가지
성질과 맛	성질은 평범하고(性平), 맛은 쓰다(味苦).
귀경	간경
문헌기록	

- 폐의 기(氣)가 막혀 기침하는 것을 다스린다.
- 풍을 제거하고 경락을 잘 통하게 한다.
- 관절이 시큰거리고 아프면서 마비되는 것을 다스린다.
- 부종을 빠지게 한다.
- 오래 복용하면 눈과 귀가 총명해지고, 얼굴에 광택이 난다.

약리작용	면역 증강, 항바이러스, 항염
성분작용	- 베툴린산 : 면역력 증강, 활성산소 억제, 항염증, 신진대 　　사를 원활하게 해준다. - 시클로뮬베르닌 : 진해작용, 이뇨작용 - 타닌 : 항산화 작용, 노화 방지, 항암작용
용법·용량	9~15g. 물에 달여 마신다.

상지바나나대추차 준비

뽕나무 어린 가지, 말린 바나나, 대추채

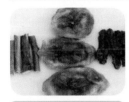
상지바나나대추차 준비

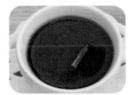
상지바나나대추차

1. 상지바나나대추차

면역력 증강과 항바이러스에 좋은 상지 24g, 폐를 윤택하게 하고 항균 및 해독작용을 하는 건조한 바나나 10g, 면역력 증강에 좋은 대추채 10g 등(1일 용량)을 물 1.2ℓ와 함께 탕기에 넣고 센 불에서 끓이다가 끓어오르면 약한 불로 줄이고 40분 달여 그 즙을 하루 여러 번 나누어 차나 음료 대용으로 마신다.

상심자 桑椹子

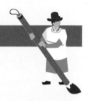

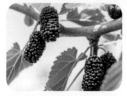
오디

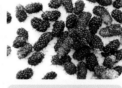
신선한 상심자

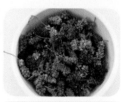
상심자

오디는 과실이 성숙하여 홍자색을 나타낼 때 채취하여 햇볕에 말리거나, 약간 쪄서 햇볕에 말린다. 작은 수과(瘦果)가 많이 모여 이루어진 취과(聚果)로, 긴 원형이고 길이는 10~20mm이다. 크고 어두운 보라색이며 육질인 것이 상품이고, 꽃은 6월에 피고, 열매도 6월에 흑색으로 익는다. 한국 전역에 고루 분포하고, 중국 사천, 하남, 요녕 등지가 주산지다.

기원 및 식용부위	뽕나무과 낙엽교목인 뽕나무의 완전히 익기 전의 열매
성질과 맛	질은 차고(性寒), 맛은 달고 시다(味甘酸)
귀경	간경, 심경, 신경
문헌기록	

- 현훈(眩暈–균형감각 상실)과 이명(耳鳴)을 다스린다.
- 수염과 머리카락이 희지 않게 한다.
- 음(陰)을 자양(滋養)하고 혈(血)을 보(補)한다.
- 사람을 건강하게 하고, 얼굴을 아름답게 한다.

약리작용	면역 증강, 면역기능 촉진, 백혈구 감소 방지, 수면 촉진, 항노화, 피부 개선
성분작용	− 비타민 B1: 에너지 생성을 촉진하고 몸을 따뜻하게 하여 면역력을 증강한다. − 비타민 B2:백혈구의 탄식(呑食) 기능을 강화하고, 면역력 증강을 돕는다. − 니코틴산: 에너지 생성을 촉진하여 몸을 따뜻하게 해주고, 면역력을 높여주며 장수유전자라 칭하는 사투인 유전자를 활성화한다. − 비타민 C: 백혈구의 탄식(呑食) 기능을 강화하고, 호흡기 계통의 면역력을 높여 항바이러스, 감기 예방, 체온 유지 등에 도움을 준다.
용법·용량	9~15g. 달이거나 술에 담그거나 밥, 죽, 떡, 차, 고(膏) 등으로 하여 먹는다.

상심자천궁차 준비

상심자, 천궁

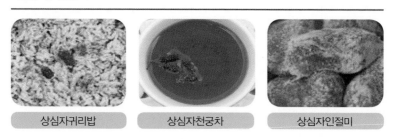

상심자귀리밥   상심자천궁차   상심자인절미

1. 상심자귀리밥

① 기운을 보(補)하는 멥쌀 120g, 면역 증강에 좋은 귀리 30g를 준비한다.

② 위 ①을 면역력 증강에 좋은 상심사 15g 달인 즙과 함께 솥에 넣고
밥을 지어 먹는다.

2. 상심자천궁차

면역 촉진에 좋은 상심자 24g, 항바이러스에 좋은 천궁 16g 등(1일
용량)을 물 1.2ℓ와 함께 탕기에 넣고 센 불에서 끓이다가 끓어오르면
약한 불로 줄이고 40분 달여 그 즙을 하루 여러 번 나누어 차나 음료
대용으로 마신다.

3. 상심자인절미

쌀가루와 섞어 쪄 떡으로 하여 먹는다.

주의사항: 비위허한(脾胃虛寒)으로 인한 소화불량에는 금기한다.

용의 눈을 닮은

용안육龍眼肉

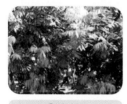
용안나무

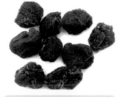
용안육

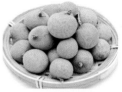
용안

여름부터 겨울까지 잘 익은 과실을 채취하여 과피(果皮)는 제거하고 가종피(假種皮)만 취하여 햇볕에 말린다. 용의 눈을 닮았다고 하여 '용안'이라고 이름이 붙여졌다. 전체 모양은 세로로 파열된 불규칙하게 벗겨져 떨어진 조각으로, 보통 여러 개가 끈끈하게 붙어 있고, 길이는 2~4cm이다. 5월경 향이 나는 연노란 작은 꽃이 원뿔 모양으로 피고, 9~10월에 열매가 달리고 연한 갈색으로 익는다. 조각이 두텁고 질이 부드러우며 축축하고 반(半)투명하며 단맛이 강한 것이 상품이다. 중국 광서, 복건, 운남 등이 주산지이고, 귀주와 사천에서 재배하고, 대만에서도 자생하며 재배도 한다.

기원 및 식용부위	무환자나무과 상록교목인 용안의 헛씨 껍질
성질과 맛	성질은 따뜻하고(性溫), 맛은 달다(味甘).
귀경	비경, 심경
문헌기록	

– 심장, 비장, 기(氣), 혈(血) 등을 보(補)한다.
– 불면증과 건망증을 다스리고, 정신을 안정시킨다.
– 얼굴색을 꽃처럼 아름답게 하여 준다.
– 총명하고, 늙지 않으며, 정신을 맑게 통하게 한다.
– 허한 기운을 다스리고 신체 기능과 저항력을 높인다.

약리작용	면역 증강, 항균, 항스트레스, 항초려(焦慮), 체질 증강, 성장 촉진
성분작용	– 비타민 A: 기관지와 코의 점막을 튼튼히 하고, 항바이러스 작용과 미세먼지 방어에 도움이 되며, 감기를 예방한다. – 비타민 B1: 에너지 생성을 촉진하고 몸을 따뜻하게 하여 면역력을 증강한다. – 단백질: 호르몬을 정상유지하고 호흡기 계통의 면역력을 높여 항바이러스와 미세먼지 방어에 도움을 준다. 항체와 효소를 도와 면역력에 도움을 주고, 라이소자임 효소가 바이러스로부터 몸을 보호한다. – 퀘르세틴: 면역력을 증강한다.
용법·용량	9~15g. 달이거나 술로 담그거나 밥, 죽, 차, 고(膏) 등으로 요리한다.

용안육수제비 준비

용안육, 소금, 밀가루, 콩기름, 황기

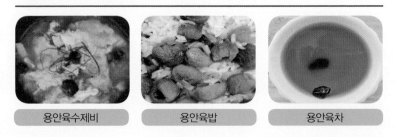

| 용안육수제비 | 용안육밥 | 용안육차 |

1. 용안육수제비

① 면역 증강에 좋은 용안육 15g을 달인 즙, 항바이러스에 좋은 밀가루 200g, 살균작용을 하는 소금 2g, 항산화 작용을 하는 콩기름 2g 등을 용기에 담고, 수제비 반죽을 한다.

② 면역 증강과 항바이러스에 좋은 황기 12g 달인 즙을 냄비에 넣고, 끓어오르면 ①을 넣고 수제비로 끓여 먹는다.

2. 용안육밥
기운을 나게 하는 멥쌀 130g, 면역 증강에 좋은 용안육 15g 등을 적당량 물과 함께 솥에 넣고 밥을 지어 먹는다.

3. 용안육차
면역 증강에 좋은 용안육 30g(1일 용량)을 물 1.2ℓ와 함께 탕기에 넣고 센 불에서 끓이다가 끓어오르면 약한 불로 줄이고 40분 달여 그 즙을 하루 여러 번 나누어 차나 음료 대용으로 마신다.

겨울에도 시들지 않는

맥문동麥門冬

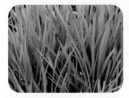

맥문동

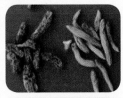

한국 맥문동(좌)과
중국 맥문동(우)

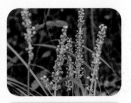

맥문동 꽃

맥문동은 초여름(5월)에 채취하고 재배품은 2~3년생을 채취하여 뿌리털을 제거하고 햇볕에 말린다. 외형은 긴 네모기둥 또는 둥근 네모기둥 모양이고, 길이는 12~40mm이다. 5~6월에 연보라색 꽃이 피고, 9~10월에 둥근 모양의 청자색 씨가 맺힌다. 뿌리는 보리와 닮고 잎은 겨울에도 시들지 않아 맥문동(麥門冬)이라고 하였다. 절강성 항주에서 생산되는 것이 육질이 두툼하며 크고, 황백색을 나타내며 향기가 상쾌하고 씹으면 점성이 생기는 등 상품으로 우수하다. 전북 덕유산, 경남 밀양, 경북 울릉도 등지에서 자생하고, 청양과 부여에서 재배하며, 중국 절강, 사천 등지에서 생산된다.

기원 및 식용부위	백합과 다년생 초본인 맥문동의 뿌리의 팽대부
성질과 맛	성질은 약간 차고(性微寒), 맛은 달고 약간 쓰다(味甘微苦).
귀경	폐경, 심경, 위경
문헌기록	

- 진액을 생성하고, 폐를 윤택하게 한다.
- 심장을 맑게 하고 열을 제거한다.
- 기침을 멈추게 하고, 가래를 삭인다.
- 간을 보호한다.

약리작용	면역기능 증강, 면역 촉진, 항체생성 촉진, 항균, 항방사능, 혈당 강하, 진해, 피부건조증 개선
성분작용	– 베타시토스테롤: 풍부한 수분을 함유하고 있어 혈액순환을 돕고, 노폐물을 배출하며, 미세먼지에 도움이 된다. – 스테로이드사포닌: 콜레스테롤 수치를 내리고 동맥경화, 기억력 증진, 면역 증진, 피로회복 등에 도움이 된다. – 아미노산: 면역력을 증강시킨다. – 비타민 A: 기관지와 코의 점막을 튼튼히 하고, 항바이러스 작용과 미세먼지에 도움이 되며, 감기를 예방한다.
용법·용량	6~12g. 물에 우려내거나 달이거나 밥, 죽, 차, 고(膏) 등으로 요리한다.

맥문동황기차 준비

맥문동, 황기

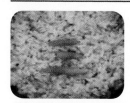 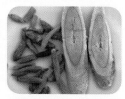 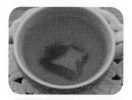

| 맥문동밥 | 맥문동황기차 준비 | 맥문동황기차 |

1. 맥문동밥

신체의 기능과 저항력을 높이는 찹쌀 60g, 면역력 증강에 좋은 보리쌀 60g, 면역 촉진에 좋은 맥문동 12g을 달인 즙 등을 솥에 넣고 밥을 지어 먹는다.

2. 맥문동황기차

면역기능 증강에 좋은 맥문동 20g, 항바이러스에 좋은 황기 20g 등(1일 용량)을 물 1.2ℓ와 함께 탕기에 넣고 센 불에서 끓이다가 끓어오르면 약한 불로 줄이고 40분 달여 그 즙을 하루 여러 번 나누어 차나 음료 대용으로 마신다.

대회향大茴香

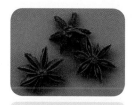

팔각회향

8~9월 또는 다음 해 2~3월에 팔각회향나무의 열매를 채취하여 그대로 또는 끓는 물에 살짝 데쳐 햇볕에 말린다. 전체 모양은 취합과(열매가 밀접하게 모여 붙은 것)이고, 대개 8개의 골돌과(익으면 껍질이 벌어져 씨가 퍼지는 열매)가 중심으로부터 방사상으로 배열되어 있고, 골돌과의 길이는 1~2cm이다. 형체가 크고 색이 붉으며 기름 성분이 많고 향기가 진한 것이 상품이다. 단단한 껍질로 싸인 꼬투리가 여덟 개 붙어 있는 모양에서 팔각회향이라는 이름이 생겼고, 별과 닮았다고 해서 스타아니스로도 불린다. 팔각회향 열매에서 면역력 강화 성분인 시킴산(shikimc acid)을 추출하여 신종인플루엔자(2009년 멕시코) 치료제인 '타미플루'를 개발한 바 있다. 중국 남부, 베트남 북부 국경 지역에서 자생하며, 중국 남부와 인도에서 재배한다.

기원 및 식용부위	붓순나무과 팔각회향나무의 열매
성질과 맛	성질은 따뜻하고(性溫), 맛은 맵고 달다(味辛甘)
귀경	비경, 신경
문헌기록	

- 찬 기운을 발산시킨다.
- 기(氣)가 막힌 것을 잘 통하게 한다.

약리작용	면역력 증강, 백혈구 활성화, 항균, 호흡기 계통 강화
성분작용	– 이소플라본: 면역력 증강, 항바이러스, 항산화, 항노화
용법·용량	3~15g. 달여서 차로 하여 마신다.

팔각회향차 준비

팔각회향

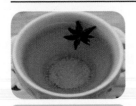

팔각회향차

1. 팔각회향차

면역력을 좋게 하는 팔각회향 24g(1일 용량)을 물 1.2ℓ와 함께 탕기에 넣고 센 불에서 끓이다가 끓어오르면 약한 불로 줄이고 40분 달여그 즙을 하루 여러 번 나누어 차나 음료 대용으로 마신다.

금은화金銀花

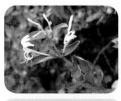
막 피기 시작한 금은화

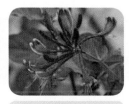
인동꽃

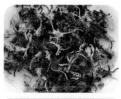
한국산 금은화

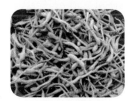
중국산 금은화

인동덩굴 꽃봉오리는 여름철 꽃이 피기 전에 따서 햇볕에 말린다. 꽃봉오리의 외형은 작은 막대 모양 또는 깔때기 모양이고 꽃은 입술 모양이며, 길이는 15~35mm이다. 완전히 개화한 꽃은 부적합품이다. 꽃은 6~7월에 백색에서 황색으로 피는데, 5월경에 덜 익은 꽃봉오리를 따서 말린다. 한 그루에 흰 꽃과 노란 꽃이 같이 붙어 피기 때문에 '금은화(金銀花)'라고도 하며, 길조(吉鳥)를 상징하기도 한다. 플라보노이드, 이리도이드, 사포닌 성분을 함유한 금은화는 2002년 중증급성호흡기증후군(사스, 중국 광동성, 코로나바이러스)의 치료제로 중국에서 처방하여 효능을 인정받았다. 한국 전역에 분포하고, 중국 산동에서 많이 생산되며, 하남에서 생산되는 것의 품질이 매우 좋다.

기원 및 식용부위	인동과 다년생 반상록의 덩굴성 목본인 인동덩굴의 꽃봉오리
성질과 맛	성질은 차고(性寒), 맛은 달다(味甘).
귀경	폐경, 심경, 비경, 위경

문헌기록
- 열을 내리고, 염증을 제거하며, 해독작용을 한다. - 폐 조직에 고름이 생기는 질병을 다스린다. - 혈중지방을 내리며, 살을 빠지게 하는 등의 작용이 있다. - 목구멍이 붓고 아픈 것, 감염성 질병 등을 다스린다.

약리작용	면역 증강, 항바이러스, 항균, 항유행성감기(바이러스), 항내독소, 감염성 질환, 콜레스테롤 저하
성분작용	- 클로로겐산: 항균작용을 한다. - 루테올린: 면역력 증강, 항산화 작용, 항염, 항암 작용 및 호흡기질환을 예방한다. - 사포닌: 면역력 증강, 항바이러스, 항염증, 기관지염, 기침, 가래 등에 도움을 준다. - 플라보노이드: 면역력 증강 및 폐를 보호한다.
용법·용량	6~15g. 물에 우려내거나 달이거나 밥, 죽, 차 등으로 요리한다.

금은화국화차 준비

금은화, 국화

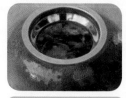
금은화 국화와 도관

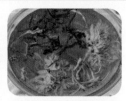
금은화국화차

1. 금은화국화차

면역 증강과 항바이러스에 좋은 볶은 금은화 15g, 항바이러스에 좋은 국화 9g 등(1회 용량)을 티백에 넣어 다관(茶罐)에 넣고, 끓인 물로 잠시 우려낸 다음 따라 버린 후, 다시 끓인 물로 10~15분 우려내어 마신다.

주의사항 : 허한(虛寒, 허하고 냉함)으로 설사하는 자는 금기한다.

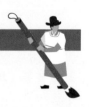

건망증을 다스리는 마음의 신

복신茯神

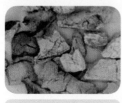

편복신

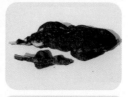

복신

복신은 소나무를 베어내고 3~4년 지나면 흙 속의 소나무 뿌리에서 자라는 일종의 균체다. 형태가 복령과 같고 소나무 뿌리가 가운데를 관통하고 있다. 소나무 뿌리가 가늘고 작은 것이 좋은 품질이다. 수입품 복신은 주로 사각 덩이 모양을 띠고 있다. 강원도, 경기도, 경상도 등지에서 분포하고, 특히 전북 남원산이 상품이다. 중국의 운남, 호북 등지에서 생산된다.

기원 및 식용부위	소나무 뿌리에 기생하는 잔나비걸상과 복령의 균핵으로 속에 소나무의 뿌리를 감싸고 있는 것
성질과 맛	성질은 평범하고(性平), 맛은 달며 담백하다(味甘淡).
귀경	폐경, 심경, 비경
문헌기록	

- 부종, 어지러움을 해소한다.
- 정신을 안정시킨다.
- 비장을 튼튼하게 한다.

약리작용	면역 증강, 면역기능 증강, 항암, 항염증, 항노화, 소염, 억균, 혈당 강하 및 불면증, 건망증에 좋다.
성분작용	– 칼슘: 골수에서 간세포가 생성되어 각종 면역세포를 만들어 면역력 향상에 도움이 된다. – 스테롤: 면역력 증강, 항바이러스, 항균작용을 한다. – 칼륨: 면역력 증강, 해독작용, 노폐물 배출, 미세먼지 방어 등에 도움이 된다. – 히스티딘: 항스트레스 작용을 한다.
용법·용량	10~15g. 물에 달이거나, 전, 밥, 떡, 죽, 차 등으로 요리한다.

복신자소엽차 준비

복신, 자소엽

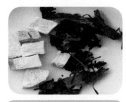 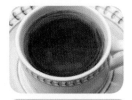

복신자소엽차 준비 복신자소엽차

1. 복신자소엽차

면역기능 증강에 좋은 복신 15g, 항바이러스에 좋은 자소엽 12g 등(1일 용량)을 물 1.2ℓ와 함께 탕기에 넣고 센 불에서 끓이다가 끓어오르면 약한 불로 줄이고 40분 달여 그 즙을 하루 여러 번 나누어 차나 음료 대용으로 마신다.

노근蘆根

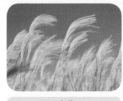

갈대

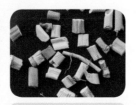

노근

갈대는 9월에 꽃이 피고, 노근은 봄, 여름, 가을에 채취하여 잔뿌리와 털은 제거하고, 햇볕에 말린다. 편압된 원기둥 모양으로 길이는 일정하지 않고 가끔 분지되어 있다. 뿌리줄기의 겉면이 황백색이고 윤이 나며, 굵고 단단하며 잔뿌리가 없는 것이 상품이다. 전국의 연못이나 개울가에 자생한다.

기원 및 식용부위	볏과의 여러해살이풀 갈대의 뿌리
성질과 맛	성질은 차고(性寒), 맛은 달다(味甘).
귀경	폐경, 위경
문헌기록	

- 진액을 생성하고, 갈증을 사라지게 하며, 식욕을 증진한다.
- 흥분을 가라앉히고 열을 내려준다.
- 진액을 생성하고, 갈증을 멎게 한다.
- 답답한 것을 없앤다.
- 소변을 잘 통하게 한다.
- 폐열을 내리고 기침을 멎게 한다.
- 발진하는 피부병을 해독한다.

약리작용	면역촉진 작용, 항균, 항산화, 혈압강하, 혈당저하, 해열, 진정, 진통, 보간(保肝)
성분작용	– 단백질 : 항체와 효소를 도와 면역력에 도움을 주고, 라이소자임 효소가 몸을 바이러스로부터 보호한다. – 아스파라긴 : 체내 독소를 제거한다. – 비타민 B1 : 에너지 생성을 촉진하고 몸을 따뜻하게 하여 면역력을 증강한다. – 비타민 B2 : 백혈구의 탄식(吞食) 기능을 강화하고, 면역력 증강을 돕는다. – 비타민 C : 백혈구의 탄식(吞食) 기능을 강화하고, 호흡기 계통의 면역력을 높여 항바이러스, 감기 예방, 체온 유지 등에 도움을 준다.
용법·용량	15~30g(신선한 30~60), 물에 달이거나, 찧어 즙을 내거나, 삶거나, 찜으로 하여 먹는다.

노근계지차 준비

노근, 계지

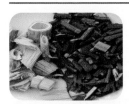 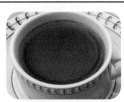

노근계지차 준비	노근계지차

1. 노근계지차

면역촉진 작용을 하는 노근 20g, 항바이러스에 좋은 계지 8g 등(1일 용량)을 물 1.2ℓ와 함께 탕기에 넣고 센 불에서 끓이다가 끓어오르면 약한 불로 줄이고 40분 달여 그 즙을 하루 여러 번 나누어 차나 음료 대용으로 마신다.

주의사항: 脾胃虛冷(비위허냉)–비장과 위장이 허하고 냉한 자는 주의한다.

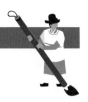

국화菊花

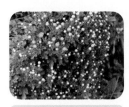

국화(지상부)

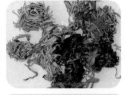

국화

9~11월 사이 서리 내리기 직전에 꽃이 활짝 피었을 때 맑은 날 이슬이 마른 후 꽃을 채취하여 통풍이 잘 되는 그늘에서 말리거나, 찐 다음 햇볕에서 말린다. 꽃송이가 완전하고 색깔이 산뜻하며 냄새가 향기로운 것이 상품이다. 9~10월에 꽃이 피고, 납작하고 고르지 않은 둥근 모양이다. 제주, 경남, 경북, 강원, 전북 정읍 등지에 야생한다. 중국 하남, 사천 등지가 주산지다.

기원 및 식용부위	국화과 다년생 초본인 국화의 꽃
성질과 맛	성질은 약간 차고(微寒), 맛은 달고 쓰다(味甘苦)
귀경	폐경, 간경
문헌기록	

- 열을 내리고 나쁜 독을 해독한다.
- 종기의 독을 풀어준다.
- 항암작용을 한다.
- 폐의 기운을 잘 통하게 한다.
- 불로장수의 효험이 있다.

약리작용	항병원체, 항바이러스, 항세균작용, 항기생충, 항염증작용, 항폐렴작용, 진정작용 및 유행성 감기에 좋다.
성분작용	– 비타민 A: 면역 증강, 항바이러스 작용, 항산화 작용, 항암작용, 미세먼지 등에 도움이 되며, 감기를 예방한다. – 비타민 B6: 세로토닌, 도파민과 같은 신경전달물질을 합성하고, 부교감신경을 활성화하여 면역력을 증강시킨다. – 비타민 C: 백혈구의 기능을 활성화하여 호흡기 계통의 면역력을 높여 항바이러스, 감기 예방, 체온 유지, 항암작용 등에 도움을 준다. – 아연: T세포와 대식세포의 기능을 활성화하여 면역력 향상에 도움이 된다. – 루테올린: 면역증진, 항산화 작용, 항염, 항암, 호흡기질환 예방에 좋다.
용법·용량	5~9g. 물에 달이거나, 차나, 음료로 하여 마신다.

국화유채꽃차 준비

국화, 유채꽃

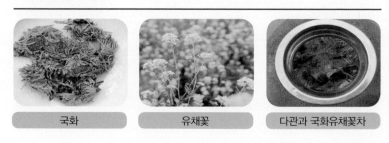

| 국화 | 유채꽃 | 다관과 국화유채꽃차 |

1. 국화유채꽃차

항바이러스에 좋은 국화 9g, 면역력 강화에 좋은 유채꽃 9g 등을 티백에 넣은 다음 다관(茶罐)에 넣고, 끓인 물로 잠시 우려낸 다음 따라 버린 후 다시 끓인 물로 10~15분 우려내어 마신다.

주의사항 : 脾胃虛冷(비위허냉)−비장과 위장이 허하고 냉한 자는 주의한다.

2

면역력과 항바이러스에 좋은 식품
• 약선 식재료 33선

식품에 사용할 수 있는 약선 식재료는 평소 가정에서 차, 음료, 약선요리 등으로 적정수준 사용하면 면역력 강화, 항바이러스, 감염병 예방 등 건강증진에 크게 도움될 것이다.

여기 소개하는 식재료는 생명유지와 건강한 생활을 영위하기 위한 음식물로서, 또한 각종 영양소와 기호성을 가진 영양 공급 물질로서 유해물질이 들어 있지 않은 천연물이다.

인삼人蔘

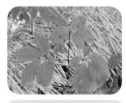
인삼(지상부)

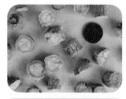
인삼

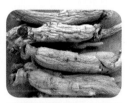
직삼

인삼의 외형은 가늘고 긴 기둥 모양 또는 방추형으로 중간쯤에 2~5개의 곁뿌리가 있고, 길이는 5~20cm이다. 흠집이 없고 껍질이 매끄러우며 잔뿌리가 살아있는 것이 상품이다. 꽃은 4월에 연한 녹색으로 핀다.

4~6년근 인삼을 가을에 줄기와 잎이 마를 때 채취하여 햇볕에 건조한 것을 백삼(白蔘)이라 하고, 뿌리 잔털을 제거하고 쪄서 건조한 것을 홍삼(紅蔘)이라 한다. 삼(蔘)은 삼(야생삼), 장뇌삼(인위적인 야생삼), 재배삼으로 구분한다. 또한 한국 인삼 외에도 중국의 전칠삼, 미국의 화기삼, 캐나다의 화기삼 등이 있는데, 함유하고 있는 사포닌의 종류에 있어 한국 인삼은 38종, 중국 전칠삼은 29종, 미국과 캐나다 화기삼은 19종으로, 북미지역 삼의 효과는 더덕의 진액 보충 정도인 반면, 우리 고려인삼은 기(氣), 혈(血), 진액(津液) 등을 보충하는 치료제로서 북미 인삼보다 3배 정도 효능이 좋다.

인삼은 생김새가 사람 몸과 비슷해 '사람 인(人)'을 붙여 인삼(人蔘)이라 하였다. 삼국시대부터 뛰어난 효능으로 동아시아에서 인정받은 명약이고, 1700년대에 일본은 조선과의 인삼거래 전용 은화까지 제조해 조선의 인삼을 쓸어갔다. 한나라 말기(5세기) 도홍경의 『명의별곡』에는 "인삼은 백제의 것을 중하게 여기고 다음은 중국 요동 것을 쓰는데 요동 것은 백제 것보다 못하다."라고 쓰여 있다. 1617년 동인도회사 관리 리처드 콕스의 기록에는 "일본 인삼은 이 세상의 어떤 물질보다도 가치 있는 것이며 다 죽어가는 사람도 살릴 수 있다."고 했으며, 프랑스인 선교사 피에르 자르투가 1714년 런던 왕립학회지에 기고한 내용에는 "인삼 뿌리의 절반을 날것으로 먹은 뒤 맥박이 훨씬 강해지고 식욕과 원기가 증진되었다."고 하였다. 19세기 중반 청나라와 영국 간의 아편전쟁 당시 청나라에서는 아편을 해독하는 특효약으로 고려인삼을 사용하였다. 83세로 승하하여 조선 왕조 최장수 임금이 된 영조대왕은 1년에 인삼 20근, 즉 하루에 33g을 섭취했다고 한다. 한국 중부지방, 강화도, 금산, 풍기 등지가 주 산지이고, 중국 길림, 요녕성, 흑룡강 등지에서 생산한다.

기원 및 식용부위	두릅나무과 다년생 초본인 인삼의 뿌리
성질과 맛	성질은 약간 따뜻하고(性微溫), 맛은 달고 약간 쓰다(味甘微苦)
귀경	폐경, 심경, 비경
문헌기록	

- 원기를 크게 보(補)한다.
- 정신을 안정시킨다.
- 오래 복용하면 몸이 가벼워지고 오래 살 수 있다.
- 기억력과 학습력 증강, 집중력 증강, 두뇌기능 촉진, 발기불능, 당뇨병에 효과가 있다.

약리작용	면역기능 증강, 항암, 항염, 항스트레스, 항방사선, 항쇼크, 항노화, 항예민
성분작용	- 진세노사이드 : 면역력 증강, 항암, 동맥경화, 성기능 강화 등에 도움이 된다. - 사포닌 : 면역력 증강, 항바이러스, 항염증, 기관지염, 기침, 가래 등에 도움이 된다. - 칼륨 : 면역력 증강, 해독작용, 노폐물 배출, 미세먼지 방어 등에 도움이 된다.
용법·용량	3~10g(건재). 달이거나 밥, 죽, 차 등으로 요리한다. 가루는 1일 2회, 1회 2g

수삼

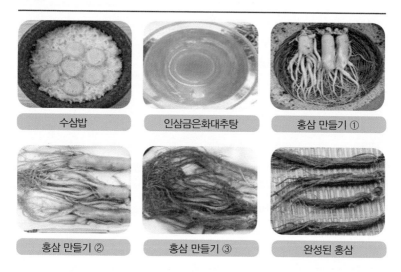

수삼밥 　인삼금은화대추탕 　홍삼 만들기 ①

홍삼 만들기 ② 　홍삼 만들기 ③ 　완성된 홍삼

1. 수삼밥
수삼을 편 썰어 쌀 위에 올려 수삼밥을 지어 먹는다.

2. 인삼금은화대추탕
면역 증강에 좋은 인삼 12g, 항바이러스에 좋은 금은화 12g, 면역에 좋은 대추채 10g 등(1일 용량)을 물 1.2ℓ와함께 탕기에 넣고, 센 불에서 끓이다가 물이 끓어오르면 약한 불로 줄이고, 40분 달여 그 즙을 하루 여러 번 나누어 차나 음료 대용으로 마신다.

3. 홍삼 만들기
① 채반에 수삼을 담아 밥물 위에 올려놓고 밥을 짓는다.
② 수삼을 꺼내어 건조기에 말린다.

③ 다음 날 밥을 지을 때 건조기에 말린 수삼을 같은 방법으로 8일(8회)
  반복한다.

사용주의 : 몸에 열이 많은 사람, 폐에 열이 있는 사람은 금기한다.

결명자決明子

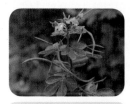
결명자 잎, 줄기, 꽃

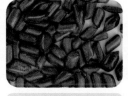
결명자

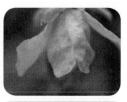
결명자 꽃

결명자는 가을철에 과실이 잘 익었을 때 채취하여 햇볕에 말린다. 외형은 짧은 원기둥 모양이고 비교적 작으며, 길이는 3~7mm이고, 꼬투리는 15cm이다. 종자가 충실하고 완전히 성숙한 것이 상품이고, 꽃은 6~8월에 황색으로 핀다. 중국에서는 눈이 좋아지는 씨앗이란 뜻에서 결명자(決明子)라 하였다. 한국 전역에서 재배하고, 특히 강진과 장흥에서 많이 재배하며, 중국 안휘, 절강 등지가 주산지다.

기원 및 식용부위	콩과의 일년생 초본인 결명자의 잘 익은 씨
성질과 맛	성질은 약간 차고(性微寒), 맛은 달고 쓰며 짜다(味甘苦鹹).
귀경	간경, 대장경
문헌기록	

- 간열(肝熱)을 내리고, 눈을 밝게 한다.
- 장을 윤택하게 하고, 변을 잘 통하게 한다.
- 비만증, 고지혈증, 만성변비 등을 다스린다.
- 오래 먹으면 정력을 좋게 한다.

약리작용	대식세포 기능 강화, 면역기능 증강, 혈압 강하, 이뇨작용, 항균, 청간(淸肝), 항노화, 콜레스테롤 저하
성분작용	– 비타민 A: 기관지와 코의 점막을 튼튼히 하고, 항바이러스 작용과 미세먼지 방어에 도움이 되며, 감기를 예방한다. – 아연: T세포와 대식세포의 기능을 활성화하여 면역력 향상에 도움이 된다. 호흡기 계통의 세포벽을 튼튼히 하여 미세먼지가 달라붙지 못하게 도움을 준다. – 철: T세포와 대식세포와 같은 면역세포에 매우 중요한 원소로 면역력을 높여준다. – 엽산: 장내 점막의 기능을 정상으로 유지하고, 적혈구의 생산을 도와 면역력을 증진시킨다.
용법·용량	10~15g(건재). 달여 마신다. 가루 내어 1회 3~6g 복용. 살짝 볶아 차로 마신다.

결명자현미죽 준비

결명자, 현미찹쌀

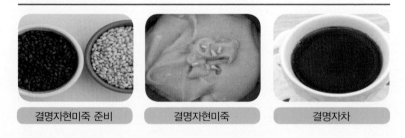

결명자현미죽 준비	결명자현미죽	결명자차

1. 결명자현미죽
대식세포 기능 강화에 좋은 볶은 결명자 12g을 달인 즙으로 면역력에 좋은 현미 찹쌀가루와 함께 죽을 쑤어 먹는다.

2. 결명자차

면역기능 증강에 좋은 살짝 볶은 결명자 24g(1일 분량)을 물 1.2ℓ와 함께 탕기에 넣고 센 불에서 끓이다가 끓어오르면 중불로 줄이고 40분 달여 그 즙을 하루 여러 번 나누어 차나 음료 대용으로 마신다.

주의사항 : 설사, 저혈압 환자는 주의한다.

면역력 강화와 항바이러스에 좋은 결명자 베개 준비

결명자, 국화, 베갯보

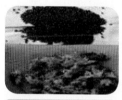 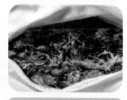 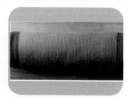

| 결명자 베개 준비 | 결명자 베개 | 완성 |

1. 결명자 베개

① 결명자, 국화, 베갯보 등을 준비한다.
② 베갯보에 결명자와 국화를 넣어 완성한다.

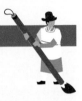

신이 내린 신비의 영약, 층층갈고리둥굴레

황정黃精

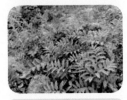

황정(자상부)

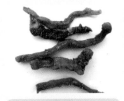

황정

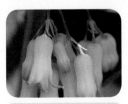

황정 꽃

둥굴레는 봄과 가을(10~11월)에 채취하여 뿌리털을 제거하고 깨끗이 씻어 끓는 물에 살짝 데쳐 햇볕에 말린다. 외형은 불규칙한 원기둥 모양이고, 길이는 3~10cm이다. 6~7월에 아랫부분은 백색, 윗부분은 초록색인 종모양의 꽃이 핀다. 잎맥이 잎 끝쪽으로 둥글게 모아지기 때문에 둥굴레라 하였고, 정(精)을 강하게 하는 노란색의 약이란 뜻으로 "황정(黃精)"이라 하였다. 중국에서는 굵은 것은 황정, 가는 것은 옥죽이라고 통용되고 있다. 경기도의 천마산, 강원도의 설악산, 충북 속리산, 경남 지리산 등지에서 분포하고, 중국 귀주, 사천, 광서 등지가 주산지다.

기원 및 식용부위	백합과 다년생 초본인 층층갈고리둥굴레의 뿌리줄기
성질과 맛	성질은 평범하고(性平), 맛은 달다(味甘)
귀경	폐경, 비경, 신경
문헌기록	

- 폐를 윤택하게 하고, 신장을 보(補)하며 피부미용에 도움을 준다.
- 정력에 도움을 주고, 허한 기(氣)를 다스리고 신체의 기능과 저항력을 높인다.
- 허리와 무릎이 시큰거리고 아픈 것을 다스리고, 기침을 멈추게 한다.
- 오래 복용하면 몸을 가볍게 하고 얼굴을 그대로 있게 하며 늙지 않게 한다.

약리작용	면역기능 강화, 항바이러스, 항결핵, 항균, 항진균, 항노화, 항산화, 혈당 강화
성분작용	– 아미노산: 면역력을 증강시킨다. – 점액질: 호흡기 계통의 점막을 보호하고 바이러스와 미세 먼지 방어 등에 도움이 된다. – 사포닌: 면역 증강, 항바이러스, 항염증, 기관지염, 기침, 가래 등에 도움이 된다. – 비타민 E: 항체 생산을 활발하게 하며 면역력을 증강한다. 혈액순환을 촉진하고 체온을 유지하며 항산화 작용을 한다.
용법·용량	9~15g, 신선한 것 30~60g. 물에 우려내거나 달여 마시고, 고(膏)를 만들며, 밥, 죽 등으로 하여 먹는다.

둥굴레 현미죽 준비

둥굴레, 현미찹쌀가루

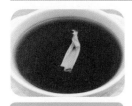
둥굴레차

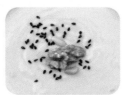
둥굴레 현미죽

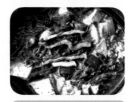
둥굴레 된장찌개

1. 둥굴레차

면역기능 강화에 좋은 둥굴레 12g(1일 용량)을 물 1.2ℓ와 함께 탕기에 넣고 센 불에서 끓이다가 끓어오르면 약한 불로 줄이고 40분 달여 그 즙을 하루 여러 번 나누어 차나 음료 대용으로 마신다.

2. 둥굴레현미죽

면역력 증강에 좋은 현미찹쌀가루 130g, 면역기능 강화와 항바이러스에 좋은 둥굴레 가루 15g 등을 적당량의 물과 함께 솥에 넣고 죽을 쑤어 먹는다.

3. 둥굴레된장찌개

맛이 달고 구수하며 면역력 증강과 항바이러스에 좋은 둥굴레 30g을 달인 즙으로 된장찌개를 끓이면 맛이 매우 좋다.

의이인薏苡仁

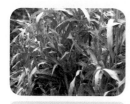
율무(지상부)

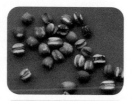
율무

가을에 과실이 잘 익었을 때 채취하여 말려서 과실을 떨어 햇볕에서 말린 후 외곡(外穀)과 외피(外皮)를 제거한다. 외형은 달걀모양이며, 양 끝이 약간 오목하고, 길이는 약 6mm이다. 대한약전에는 씨껍질을 제거하고 사용하도록 하고 있으나, 씨껍질을 제거하지 않은 것이 약효가 더 좋은 것으로 나타나므로 이에 대한 연구검토가 필요하다. 7~8월에 꽃이 피고, 10월경에 타원형의 둥근 열매가 익으면 갈색이 된다. 한국 전역에서 재배하고, 특히 연천, 장수, 진안 등지에서 재배하며, 중국 복건, 요녕 등지가 주산지다.

기원 및 식용부위	볏과의 일년생 초본인 율무의 잘 익은 씨로서, 씨껍질을 제거한 것
성질과 맛	성질은 서늘하고(性凉), 맛은 달고 담백하다(味甘淡)
귀경	폐경, 비경, 위경
문헌기록	

– 폐(肺)와 장(腸) 조직에 고름이 생기는 질병을 다스린다.
– 열을 내리고, 염증으로 생긴 고름을 빼낸다.
– 비장을 튼튼하게 하고, 몸 안에 정체되어 있는 습기(濕氣)를 다스린다.
– 지방을 내리고 살이 빠지게 한다.
– 피부를 건강하고 아름답게 해준다.

약리작용	면역기능 활성화, 면역 촉진, 항바이러스, 항암, 항염, 항균, 혈당 강하, 해열, 진통 완화, 배란 촉진 작용
성분작용	- 스테롤: 면역력 증강, 항바이러스, 항균작용을 한다. - 비타민 B1: 에너지 생성을 촉진하고 몸을 따뜻하게 하여 면역력을 증강한다. - 단백질: 호르몬을 정상유지하고 호흡기 계통의 면역력을 높여 항바이러스와 미세먼지 방어에 도움을 준다. 항체와 효소를 도와 면역력에 도움을 주고, 라이소자임 효소가 몸을 바이러스로부터 보호한다.
용법·용량	9~30g. 달여 마시거나 술에 담가 마시고, 밥, 죽, 떡, 빵 등으로 하여 먹는다.

율무구기자죽 준비

율무, 현미찹쌀, 구기자

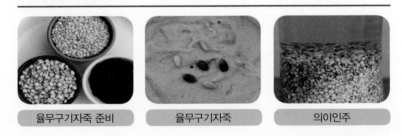

| 율무구기자죽 준비 | 율무구기자죽 | 의이인주 |

1. 율무구기자죽

항바이러스에 좋은 율무가루 120g, 면역력에 좋은 현미찹쌀가루 30g 등과 면역력에 좋은 구기자 달인 즙을 적당량 솥에 넣고 죽을 쑤어 먹는다.

2. 의이인주

면역기능 활성화와 항바이러스에 좋은 율무를 밀폐된 용기에 넣고, 율무가 잠길 정도로 술을 붓고 뚜껑을 닫아 100일 숙성시킨 후 건더기는 걸러내고, 추출액은 냉장 보관하여 1일 2회, 1회 50ml(소주잔 한 개)씩 마신다.

사용주의 : 임산부, 변비 환자

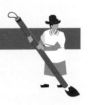

옥촉서 玉蜀黍

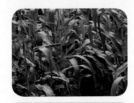

옥수수(자상부)

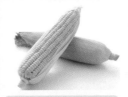

옥수수

옥수수는 1년초로 곧게 자라 높이가 1~3m에 이른다. 7~8월에 꽃이 피고 씨앗으로 번식하는 재배작물이다. 수수에 옥(玉)자가 붙은 것으로, 알갱이가 구슬처럼 빛난다 하여 이름 지어졌다. 폭열종은 소화가 잘되며 팝콘으로 튀겨 먹기 좋고, 감미종은 당질 함량이 높아 구워 먹기 좋으며, 나종은 끈기가 많아 떡을 해 먹기 좋다. 메소아메리카에서 기원전 5,000년경부터 재배되었으며 우리나라는 고려 때 원나라 군사들에 의해 전해졌다고 한다. 윤기가 많은 것이 상품이다. 바로 삶은 옥수수는 따뜻할 때 랩으로 싸놓고 식으면 비닐팩에 넣어 채소칸에 보관한다. 한국 전역에서 재배하고 특히 강원도에서 많이 재배한다.

기원 및 식용부위	볏과 식물인 옥수수의 종자
성질과 맛	성질은 평범하고(性平), 맛은 달다(味甘).
귀경	위경, 대장경, 신경
문헌기록	

- 치매를 예방하고, 장수한다.
- 피부를 부드럽고 윤택하게 하며, 다이어트 식품이다.
- 식욕을 촉진한다.
- 동맥경화를 예방한다.

약리작용	면역력 증진, 저항력 증강, 체력 증강, 항암, 항노화, 미용작용, 인체 신진대사 촉진, 콜레스테롤 저하
성분작용	− 퀘르세: 면역력을 증강시킨다. − 베타카로틴: 세포의 산화를 억제하고, 면역력을 높여주며, 항균작용, 항산화 작용, 노화 방지 등의 작용을 하고, 호흡기 계통의 감염을 예방 치료한다. − 아연: T세포와 대식세포의 기능을 활성화하여 면역력 향상에 도움이 된다. 호흡기 계통의 세포벽을 튼튼히 하여 미세먼지가 달라붙지 못하게 도움을 준다. − 셀레늄: 흉선을 강화하고 항체를 생성하며, 대식세포의 기능을 촉진하여 면역력 증강에 도움을 준다. 노폐물을 배출하고 해독작용을 하여 미세먼지 방어에 도움이 된다.
용법·용량	30~60g. 삶아 먹거나 혼합밥, 죽, 빵, 떡, 술, 차 등으로 하여 먹는다.

옥수수밥 준비

멥쌀, 현미찹쌀, 강황으로 찐 옥수수

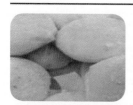
옥수수빵

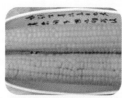
강황으로 찐 옥수수

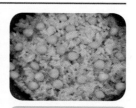
옥수수밥

바이러스 한 방으로 날리는 면역 약선 밥상

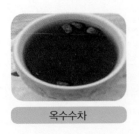

옥수수차

1. 옥수수밥

기운을 보(補)하는 멥쌀 100g, 면역력에 좋은 현미찹쌀 30g, 면역력
강화와 항바이러스에 좋은 강황으로 찐 옥수수 30g 등을 적당량 물과
함께 솥에 넣고 밥을 지어 먹는다.

2. 옥수수 차

면역력 강화에 옥수수 30g, 면역력 강화와 항바이러스에 좋은 황기
10g 등을 물 1.5ℓ와 함께 탕기에 넣고 센 불에서 끓이다가 끓어오르
면 약한 불로 줄이고 40분 달인 즙을 하루에 여러 번 나누어 차나 음
료 대용으로 마신다.

강황薑黃

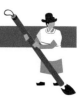

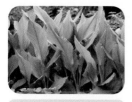
강황(지상부)

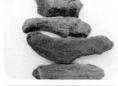
강황

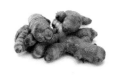
생강황

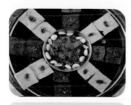
강황두부와 오디두부

강황은 겨울에 줄기와 잎이 시들었을 때 채취하여 깨끗이 씻어 쪄서 햇볕에 말린다. 외형은 고르지 않은 계란처럼 한쪽이 갸름하게 둥근 모양이고, 뿌리줄기의 길이는 2~5cm이다. 4~6월에 노란 꽃이 핀다. 카레요리, 또는 황색의 착색료나 향신료로 사용한다. 열대아시아가 원산지이고, 중국 복건, 절강, 사천 등지가 주산지다.

기원 및 식용부위	생강과 다년생 숙근초본인 강황의 뿌리줄기로서 잎을 떼끼지 싫거나 쪄서 밀린 섯
성질과 맛	성질은 따뜻하고(性溫), 맛은 맵고 쓰다(味辛苦).
귀경	간경, 비경

문헌기록	
– 어혈을 풀어주고, 기(氣)를 잘 통하게 한다. – 월경을 잘 통하게 하고, 통증을 멈추게 한다. – 살을 빠지게 하는 등의 작용이 있다. – 넘어지거나 맞아 멍든 것을 풀어준다.	
약리작용	대식세포 기능 증강, 항균, 항간염바이러스, 항암, 항염, 세균 억제, 대상포진 치료에 좋다.
성분작용	– 커큐민: 면역력 증강, 항바이러스, 항산화, 항염증, 항암 등에 도움이 된다. – 진게론: 살균, 항균 등에 도움이 되고, 수족냉증에도 좋다. – 쿠마린: 진정작용, 항균작용, 항산화작용, 동맥경화, 암 예방 등에 도움이 된다. – 베타카로틴: 세포의 산화를 억제하여 면역력을 높여주고, 항균작용, 항산화 작용, 노화 방지 등의 작용을 하고, 호흡기 계통의 감염을 예방 치료한다.
용법·용량	3~10g. 밥, 죽, 떡, 빵 등으로 하여 먹거나 차로 하여 마신다.

강황밥 준비

멥쌀, 강황가루

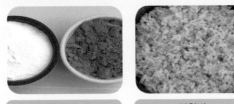
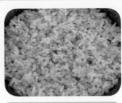
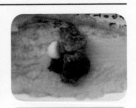

| 강황밥 준비 | 강황밥 | 강황우거지쌈 |

1. 강황밥

기운을 나게 하는 멥쌀 130g과 대식세포 기능 증강에 좋은 강황 10g 달인 즙을 솥에 넣고, 밥을 지어 먹는다.

2. 강황우거지쌈

① 냄비에 물을 붓고 끓어오르면 면역력 증강에 좋은 강황 10g과 면역력을 높여주는 배추 300g을 넣고, 중불로 줄이고 10분 삶는다.
② 위 ①에 항바이러스에 좋은 마늘과 허한 기를 다스리고 신체의 기능과 저항력을 높이는 돼지고기를 올려놓고 쌈으로 하여 먹는다.

사용주의: 어혈(瘀血)이 없는 사람은 금기한다.

애엽艾葉

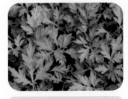

약쑥

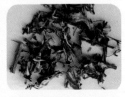

애엽

약쑥은 여름에 꽃이 피기 전에 채취하여 햇볕에 말리거나, 그늘에서 말린다. 전체 모양은 잎이 오그라져 있으나 펴보면 깃꼴로 갈라져 어긋나게 달려 있고, 길이는 4~10cm이다. 꽃은 7~9월에 핀다. 바닷가에서 해풍을 맞고 잘 자란 애엽이 엽육이 발달하고 향기가 좋아 상품이다. 한국 각지에 분포하고, 특히 강화도에서 자생하는 것이 유명하며, 중국 화북과 동북산이 유명하다.

기원 및 식용부위	국화과 다년생 초본인 황해쑥의 잎 또는 어린 줄기.
성질과 맛	성질은 따뜻하고(性溫), 맛은 맵고 쓰다(味辛苦).
귀경	간경, 비경, 신경
문헌기록	

- 일체의 혈이 부족한 것을 다스린다.
- 사람으로 하여금 자식을 갖게 한다.
- 부인과의 요약(要藥, 중요한 약)이다.
- 자궁 허냉성 불임을 치유한다.

약리작용	면역 증강, 항바이러스, 항균, 유행성 감기 바이러스, 피부 바이러스, 기침, 가래 증상 개선에 좋다.
성분작용	– 비타민 B1: 에너지 생성을 촉진하고 몸을 따뜻하게 하여 면역력을 증강한다. – 비타민 D: 바이러스와 병원체 등에 대한 면역력 증강, 항균작용을 한다. – 리모넨: 신경 안정, 스트레스 해소, 기관지 염증, 기침, 가래 등에 도움이 된다. – 시네올: 신경 안정, 스트레스 해소, 항산화, 말초혈관 확장, 여성들의 냉증 등에 도움이 된다.
용법·용량	3~10g. 달여 마시거나 쑥효소, 쑥빵, 쑥떡을 만들거나 말려서 차로 하여 마신다.

쑥 효소 준비

쑥, 설탕

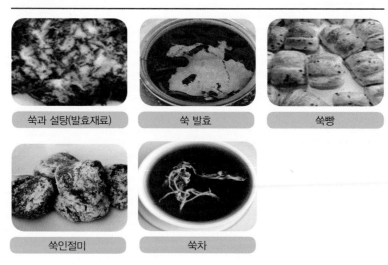

쑥과 설탕(발효재료)	쑥 발효	쑥빵
쑥인절미	쑥차	

1. 쑥 효소

면역강화와 항바이러스에 좋은 쑥과 폐를 윤택하게 하는 설탕을 1:1 비율로 잘 섞어 밀폐된 용기에 담고 서늘한 그늘에서 100일 숙성시킨 후 건더기는 걸러내고, 추출액을 냉장 보관하여 1일 2회 1회 30g(원 액 30g + 물 70g)씩 마신다.

2. 쑥차

면역강화와 항바이러스에 좋은 쑥 20g과 물 1.2ℓ를 함께 탕기에 넣고 센 불에서 끓이다가 끓어오르면 약한 불로 줄이고 40분 달인 즙을 하루에 여러 번 나누어 차나 음료 대용으로 마신다.

사용주의: 감초와 같이 쓰지 않고, 신체가 허약하고 열이 있는 사람은 금기한다.

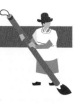

감염병 예방에 좋은, 동부콩

강두豇豆

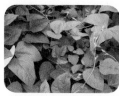

동부콩(지상부)

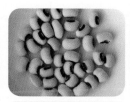

동부콩

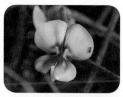

동부콩 꽃

동부콩은 껍질이 얇고 깨끗하며 윤기가 많이 흐르는 것이 상품이다. 한국 각지에서 재배하고, 아프리카가 원산지다.

기원 및 식용부위	콩과 식물인 동부콩의 종자
성질과 맛	성질은 평범하고(性平), 맛은 달고 짜다(味甘鹹)
귀경	비경, 신경
문헌기록	

비장을 튼튼하게 하고 습(濕, 습기)을 잘 통하게 한다.
- 신장을 보(補)하고 정력을 좋게 한다.
- 신장이 허약하여 허리가 아픈 것을 다스린다.
- 허한 기운을 다스리고, 신체의 기능과 저항력을 높인다.

약리작용	면역기능 강화, 항바이러스, 신진대사 촉진, 뇌기능 촉진, 기억력 향상, 치매 예방, 당뇨병 개선에 효과가 있다.
성분작용	– 칼슘: 골수에서 간세포가 생성되어 각종 면역세포를 만들어 면역력 향상에 도움이 된다. – 철: T세포와 대식세포와 같은 면역세포에 매우 중요한 원소로 면역력을 높여준다. – 비타민 A: 기관지와 코의 점막을 튼튼히 하고, 항바이러스 작용과 미세먼지 방어에 도움이 되며, 감기를 예방한다. – 엽산: 적혈구의 생산을 돕고, 장내 점막의 기능을 정상으로 유지하여 면역력을 증진한다.
용법·용량	30~60g. 달여 마시거나, 삶아서 가루 내어 순두부로 하여 먹거나, 밥에 놓아 먹는다.

동부콩 현미밥 준비

동부콩, 멥쌀, 현미찹쌀

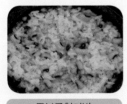

동부콩현미밥

1. 동부콩현미밥

기운을 보(補)하는 멥쌀 100g, 면역력에 좋은 현미찹쌀 30g, 면역력과 항바이러스에 좋은 동부콩 30g 등을 솥에 넣고, 물을 적당량 부어 밥을 지어 먹는다.

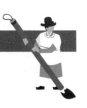

도두刀豆

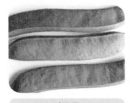

작두콩

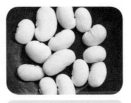

도두콩

작두콩이 함유한 양질의 단백질이 신체의 기초를 만들어 주며, 여성호르몬인 이소플라본이 여성의 갱년기와 골다공증에 도움을 준다. 콩깍지의 모양이 작두와 비슷하게 생겨서 작두콩이라 하였다. 한국 각지에서 재배한다. 열대 아시아, 아프리카, 인도 등이 원산지다.

기원 및 식용부위	콩과 식물인 작두콩의 종자
성질과 맛	성질은 따뜻하고(性溫), 맛은 달다(味甘)
귀경	비경, 위경, 신경

문헌기록
– 신장을 이롭게 하고 원기를 보한다. – 신장이 허약하여 허리가 아픈 것을 다스린다.

약리작용	면역조절 작용, 항바이러스, 유행성 감기 치유, 항종양
성분작용	– 칼륨: 면역력 증강, 해독작용, 노폐물 배출, 미세먼지 방어 등에 도움이 된다. – 식이섬유: 장의 연동운동을 활발하게 하고 노폐물을 배출시키며, 면역력을 높여준다.

성분작용	– 니아신: 에너지 생성을 촉진하여 몸을 따뜻하게 하고, 면역력을 높여준다. – 지질: 체온조절 기능, 호르몬 정상유지 기능, 필수지방산 공급 등으로 면역력을 높여준다.
용법·용량	9~15g. 달여 마시거나, 삶아서 가루 내어 두부로 하여 먹거나, 밥에 놓아 먹는다.

작두콩밥 준비

멥쌀, 작두콩, 현미찹쌀

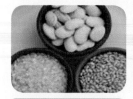
작두콩밥 준비

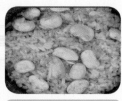
작두콩밥

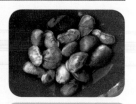
작두콩조림

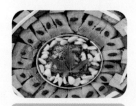
면역약선두부김치찜

1. 작두콩밥

기운을 보(補)하는 멥쌀 100g, 면역력에 좋은 현미찹쌀 30g, 항바이러스, 유행성 감기에 좋은 작두콩 30g 등을 솥에 넣고, 물을 적당량 부어 밥을 지어 먹는다.

2. 작두콩조림

면역력과 항바이러스에 좋은 작두콩을 해독작용에 좋은 간장으로 조려 반찬으로 먹는다.

3. 면역약선두부김치찜

① 프라이팬에 면역력에 좋은 올리브유를 두르고 면역력과 항바이러스에 좋은 묵은김치를 볶는다.

② 면역력과 항바이러스에 좋은 작두콩으로 만든 두부를 강황 또는 상심자 달인 즙으로 찐다.

③ 신진대사를 촉진하는 삽겹살을 황기와 강황 즙으로 삶는다.

④ ①②③ 등을 냄비뚜껑을 뒤집어서 가지런히 올려 놓고 고명으로 수삼채와 구기자를 올려 김치와 새우젓을 곁들여 먹는다.

사용주의 : 위에 열이 있는 환자는 금기한다.

호과 胡瓜

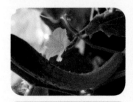
오이와 꽃

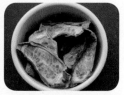
오이 말린 것

오이는 표면의 돌기가 뭉개지지 않고, 만져 보았을 때 뾰족하고, 모양은 곧고, 윗부분은 녹색, 아랫 부분은 연녹색이며 육질이 탱탱하고 부드러운 것이 상품이다. 5~6월에 노란색 꽃이 핀다. 노랗게 익기 때문에 황과(黃瓜)라고도 하며, 알카리성 청량식품이다.

보관할 때는 물기를 완전히 닦아내고 신문지나 한지로 싼 다음 랩을 싸서 냉장고 채소칸에 넣는다. 우리나라는 통일신라시대에 재배한 기록이 남아있다. 동남아시아, 인도가 원산지다.

기원 및 식용부위	박과의 1년생 덩굴성 초본인 오이의 과실
성질과 맛	성질은 서늘하며, 맛은 달다(性凉味甘).
귀경	폐경, 비경, 위경
문헌기록	

- 목구멍이 붓고 아픈 것을 다스리고, 해독작용을 한다.
- 소주의 독을 잘 풀어준다.
- 체중을 줄이고 몸을 가볍게 하며 장수하게 한다.

약리작용	면역기능 강화, 항암, 해열, 해독, 콜레스테롤 저하, 고혈압, 당류가 지방으로 변하는 것을 억제, 얼굴피부 보호, 미용, 장수, 신진대사 촉진, 피부 윤택
성분작용	– 셀레늄: 흉선을 강화하고 항체를 생성하며, 대식세포 기능을 촉진하여 면역력 증강에 도움을 준다. 노폐물을 배출하고 해독작용을 하여 미세먼지 방어에 도움이 된다. – 비타민 C: 백혈구의 탄식(呑食) 기능을 강화하고, 호흡기 계통의 면역력을 높여 항바이러스, 감기 예방, 체온 유지 등의 작용을 하고, 아드레날린 분비를 촉진시켜 스트레스를 해소한다. – 비타민 E: 항체 생산을 활발하게 하여 면역력을 증강한다. 혈액순환을 촉진하고 체온을 유지하며 항산화 작용을 한다.
용법·용량	신선한 것 100~200g. 익혀 먹거나 생것으로 먹고, 말려서 차로 하여 마신다.

오이수박껍질차 준비

오이 껍질, 수박 껍질

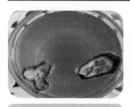

오이차

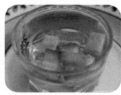

오이소주

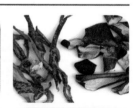

건조한 오이껍질과 수박껍질

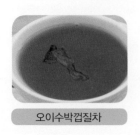
오이수박껍질차

1. 오이차
면역기능 강화에 좋은 말린 오이 8g을 다관(茶罐)에 넣고, 끓인 물로 잠시 우려낸 다음 따라 버린 후 다시 끓인 물로 10~15분 우려내어 마신다.

2. 오이소주
소주에 면역력과 항바이러스에 좋은 오이를 넣어 마시면 오이가 소주의 독을 풀어준다.

3. 오이수박껍질차
면역기능을 강화하는 말린 오이 껍질 10g, 폐를 맑게 하는 말린 수박 껍질 10g 등을 물 1.2ℓ와 함께 탕기에 넣고 센 불에서 끓이다가 끓어오르면 약한 불로 줄이고 15분 달인 즙을 하루에 여러 번 나누어 차나 음료 대용으로 마신다.

고과苦瓜

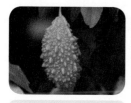
여주

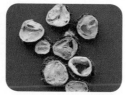
고과

여주는 과육이 쓰기 때문에 고과(苦瓜)라 하며, 그 특유의 쓴맛이 식욕을 증진시킨다. 굵기가 일정하고 묵직하며, 탄력이 있고 표면의 작은 돌기가 많은 것이 상품이다. 여주를 통째로 보관할 때는 신문지나 한지로 싸서 보관하고, 자른 것은 씨와 속살을 제거하고 랩으로 싸서 냉장고 채소칸에 보관한다. 중국, 인도, 열대아시아가 원산지이다.

기원 및 식용부위	박과 식물인 여주의 과실
성질과 맛	성질은 차고(性寒), 맛은 쓰다(味苦).
귀경	폐경, 심경, 비경, 위경
문헌기록	

- 눈을 밝게 하고, 충혈되며 욱신거리며 아픈 것을 다스린다.
- 여주 과즙을 피부에 문지르면 피부미용에 효과가 있다.
- 열을 내리고, 해독작용을 한다.
- 소갈증(消渴症, 당뇨병)을 다스린다.
- 체내 지방을 균형 있게 개선한다.

약리작용	면역기능 강화, 항바이러스, 미용작용, 식욕촉진, 항암 및 당뇨병 개선
성분작용	– 칼륨: 면역력 증강, 해독작용, 노폐물 배출, 미세먼지 방어 등에 도움이 된다. – 베타카로틴: 세포의 산화를 억제하여, 면역력을 높여주고, 항균작용, 항산화 작용, 노화 방지 등의 작용을 하고, 호흡기 계통 감염을 예방 치료한다. – 체란틴: 인슐린 분비를 촉진하고, 콜레스테롤 수치를 내리며, 혈액순환을 촉진하여 고혈압, 동맥경화, 당뇨병 등에 도움을 준다.
용법·용량	6~15g, 신선한 것 30~60g. 달여 마시거나 말려서 차로 하여 마신다.

여주대추차 준비

여주, 대추채

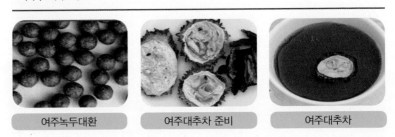

여주녹두대환	여주대추차 준비	여주대추차

1. 여주녹두대호환

면역력과 항바이러스에 좋은 여주 1kg을 녹두대호환(綠豆大糊丸)으로 만들어 1일 2~3회, 1회 40~50환씩 식후 30분에 먹는다.

2. 여주대추차

면역력과 항바이러스에 좋은 여주 20g, 면역력 강화에 좋은 대추채 10g 등(1일 용량)을 물 1.2ℓ와 함께 탕기에 넣고 센 불에서 끓이다가 끓어오르면 약한 불로 줄이고 40분 달여 그 즙을 하루 여러 번 나누어 차나 음료 대용으로 마신다.

사용주의: 비위허냉(脾胃虛冷, 비장과 위장이 허하고 냉함)인 자는 금기한다.

세계인의 건강식품, 배추

숭채菘菜, 백채白菜

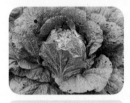
배추

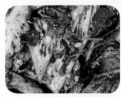
배추 겉절이

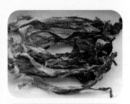
배추 우거지

배추는 모양과 크기가 일정하고, 속에 알이 꽉 차고, 잎이 청결하고 고유의 색채를 유지하며, 손으로 만졌을 때 단단한 느낌이 드는 것이 상품이다. 서리를 맞으면 단맛이 나와 더욱 맛있고, 다이어트에 좋은 겨울채소다. 배추는 시스틴과 아미노산이 풍부해 국을 끓이면 구수한 향미가 많이 난다. 통배추는 신문지나 한지로 싸서 서늘하고 그늘진 곳에 세워서 보관하고 자른 배추는 심을 파내고 랩으로 싸서 냉장고 채소칸에 보관한다. 중국 북부가 원산지이며, 한국은 강원도 고랭지 배추가 유명하다.

기원 및 식용부위	십자화과에 속한 배추의 잎
성질과 맛	성질은 평범하고(性平), 서늘하다고도 하며(性凉), 맛은 달다(味甘)
귀경	폐경, 위경, 대장경, 방광경
문헌기록	

- 목구멍 염증, 목이 쉰 것 등을 다스리며, 대소변을 잘 통하게 한다.
- 피부 건조와 피부병을 예방한다.
- 술로 인한 갈증을 풀어준다.
- 열을 내리고, 해독작용을 하며, 가슴이 답답한 것을 제거한다.

- 폐의 열을 내리고, 가래를 삭인다.
- 피부를 보호하고, 얼굴을 윤택하게 하는 데 아주 좋다.

약리작용	면역력 강화, 감기 예방, 건강 촉진, 항암, 변비, 독소 배출
성분작용	- 셀레늄: 흉선을 강화하고 항체를 생성하며, 대식세포의 기능을 촉진하여 면역력 증강에 도움을 준다. 노폐물을 배출하고, 해독작용을 하여 미세먼지 방어에 도움이 된다. - 엽산: 장내 점막의 기능을 정상으로 유지하고, 적혈구의 생산을 도와 면역력을 증진한다. - 니아신: 에너지 생성을 촉진하여 몸을 따뜻하게 하고, 면역력을 높여준다. - 식이섬유: 장의 연동운동을 활발하게 하고, 노폐물을 배출시키며, 면역력을 높여준다.
용법·용량	100~200g. 삶아서 먹거나, 말려서 차로 하여 마신다.

배추전 준비

배추, 밀가루, 현미찹쌀가루, 소금, 콩기름

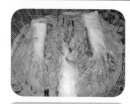
배추전

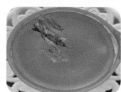
배추우거지차

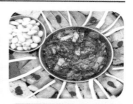
면역약선김치두부찜

1. 배추전

① 항바이러스에 좋은 밀가루 100g, 면역력 증강에 좋은 현미찹쌀가루 100g, 살균과 방부작용을 하는 소금 3g을 준비한다.

② 위 ①을 적당량 물과 함께 용기에 넣고 반죽한다.

③ 프라이팬에 항산화 작용을 하고 피부 노화 예방에 좋은 콩기름을 두르고 ②를 떠 넣고, 면역력 증강에 좋은 신선한 배추 잎 2장을 적당히 올려 전을 부쳐낸다.

2. 배추우거지차

면역력 증강에 좋은 배추 잎 10g을 다관(茶罐)에 넣고, 끓인 물로 잠시 우려낸 다음 따라 버린 후 다시 끓인 물로 10~15분 우려내어 마신다.

3. 면역약선김치두부찜

① 프라이팬에 면역력에 좋은 콩기름을 두르고 면역력과 항바이러스에 좋은 묵은김치를 볶는다.

② 면역력과 항바이러스에 좋은 동부콩으로 만든 두부를 강황 또는 상심자 달인 즙으로 찐다.

③ 신진대사를 촉진하는 삽겹살을 황기와 강황 즙으로 삶는다.

④ 면역력을 높여주는 수삼 적당량을 채썬다.

⑤. ①②③ 등을 냄비뚜껑을 뒤집어서 가지런히 올려 놓고 고명으로 수삼채와 구기자를 올려 김치와 새우젓을 곁들여 먹는다.

감람 甘藍

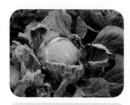
양배추

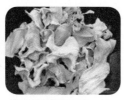
건조한 양배추

양배추는 오염된 잎이 없고 뿌리가 깨끗하며, 연녹색이 선명하고 누렇게 변색되지 않고, 손으로 눌렀을 때 탄력 있고 속에 알이 꽉 차고 단단한 것이 상품이다. 쓰고 남은 양배추는 심을 도려내고 신문지나 한지로 싸서 비닐봉지에 넣고 냉장고 야채칸에 보관한다. 유럽 지중해 연안이 원산지다.

기원 및 식용부위	십자화과 식물인 양배추의 잎
성질과 맛	성질은 평범하고(性平), 맛은 달다(味甘)
귀경	위경, 신경
문헌기록	

- 신장을 보(補)하고 뼈를 튼튼하게 하며, 식욕부진을 다스린다.
- 술을 깨게 하고, 화병을 다스린다.

약리작용	저항력 증강, 항암, 위궤양에 효과가 있다.
성분작용	– 비타민 U: 양배추에서 발견하여 캐비진이라고도 한다. 위 산분비를 억제하고 위 점막을 보호하는 작용을 하여 위궤 양 예방효과에 도움을 준다. – 칼륨: 면역력 증강, 해독작용, 노폐물 배출, 미세먼지 방 어 등에 도움이 된다. – 엽산 : 장내 점막의 기능을 정상으로 유지하여 면역력을 증진시킨다.
용법·용량	100~200g. 무쳐서 먹거나 삶아서 먹거나, 말려서 차로 하 여 마신다.

양배추볶음 준비

양배추, 치즈

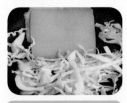 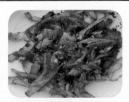 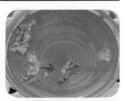

| 양배추, 치즈 | 양배추볶음 | 양배추차 |

1. 양배추볶음
프라이팬에 면역력 증강에 좋은 치즈를 두르고, 저항력 증강에 좋은
양배추를 채 썰어 넣고, 살짝 볶아 반찬으로 먹는다.

2. 양배추차
저항력 증강에 좋은 건조한 양배추 10g(1일 용량)을 물 1.2ℓ와 함께
탕기에 넣고 센 불에서 끓이다가 끓어오르면 약한 불로 줄이고 15분
달여 그 즙을 하루 여러 번 나누어 차나 음료 대용으로 마신다.

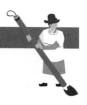

풍부한 소화효소가 듬뿍, 무

내복萊菔

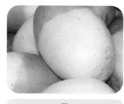

무

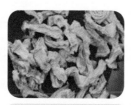

무말랭이

무는 잔뿌리가 적고, 구부러지지 않고, 껍질이 매끄러우며, 바람 들지 않은 것이 상품이다. 무를 랩으로 잘 싼 다음 자른 면이 위쪽으로 가도록 하여 냉장고 채소칸에 세워 보관한다. 무의 매운맛 성분인 티오시아네이트가 항바이러스 작용을 하며, 디아스타아제, 옥시다아제, 카탈라아제 등의 소화효소가 풍부하다. 중국이 원산지이며, 한국 각지에서 생산된다.

기원 및 식용부위	십자화과 식물인 무의 뿌리
성질과 맛	생무의 성질은 서늘하고(性凉), 맛은 달고 맵다(味甘辛). 그러나 익히면 평범하고 달다(性平甘).
귀경	폐경, 비경, 위경, 대장경
문헌기록	

- 머리카락이 빠지는 것과 지루성 피부염을 다스린다.
- 피부를 희고 깨끗하며 곱게 한다.
- 폐를 윤택하게 하고, 기침을 멎게 하며 가래를 삭인다.
- 소화를 잘되게 하고, 체한 것을 풀어준다.

약리작용	면역력 증강, 암세포 탄서(吞噬, 씹어 삼킴), 항균, 진균 제거, 인후동통 개선, 피부 윤택, 고지혈증 치유
성분작용	– 칼슘 : 골수에서 간세포가 생성되어 각종 면역세포를 만들어 면역력 향상에 도움이 된다. – 비타민 B2 : 백혈구의 탄식(吞食) 기능을 강화하고, 면역력 증강을 돕는다. – 아연 : T세포와 대식세포의 기능을 활성화하여 면역력 향상에 도움이 된다. 호흡기 계통의 세포벽을 튼튼히 하여 미세먼지가 달라붙지 못하게 도움을 준다.
용법·용량	30~100g. 생으로 먹거나, 물에 달여 먹거나, 삶아서 먹는다.

무채비빔밥 준비

무, 멥쌀

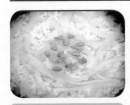
무밥

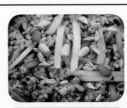
무채비빔밥

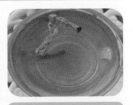
무말랭이차

1. 무채비빔밥
기운을 보(補)하는 멥쌀 120g, 면역력 증강에 좋은 채 썬 무 50g 등을 적당량 물과 함께 솥에 넣고 밥을 지어 양념장을 만들어 비벼 먹는다.

2. 무말랭이차

면역력 증강에 좋은 무말랭이 20g(1일 용량)을 물 1.2ℓ와 함께 탕기에 넣고 센 불에서 끓이다가 끓어오르면 약한 불로 줄이고 15분 달여 그 즙을 하루 여러 번 나누어 차나 음료 대용으로 마신다.

사용주의 : 무는 인삼, 하수오(何首烏)와 같이 쓰지 않는다.

양총洋蔥

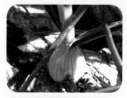
양파(지상부)

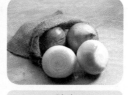
양파

껍질을 깐 양파는 표면이 깨끗하고, 상품 고유의 흰 색을 유지하고 변색이 없으며, 육질이 치밀하고 단단한 것이 상품이다. 까지 않은 양파는 껍질이 잘 말라 있고, 윤기가 흐르고, 껍질에 얼룩이나 흠집이 없고, 머리 부분이 단단하게 뭉쳐 있는 것이 상품이다. 양파는 망에 넣어 통풍이 잘되는 서늘하고 그늘진 곳에 걸어서 보관하면 2~3개월 유지할 수 있다. 햇양파는 냉장고에서 2~3주 보관이 가능하다. 양파에 있는 알리신 성분은 잘게 썰어 세포를 파괴해야 활성화된다. 양파는 이란이 원산지이고, 한국에는 조선 말엽에 들어왔으며, 전남 무안, 고흥, 경남 창녕 등지에서 생산된다.

기원 및 식용부위	백합과 식물인 양파 비늘줄기
성질과 맛	성질은 따뜻하고(性溫), 맛은 달고 맵다(味甘辛).
귀경	폐경, 비경, 위경
문헌기록	

- 살균, 해독, 살충 작용이 있다.
- 위장을 튼튼히 하고, 소화를 잘되게 한다.
- 땀이 나게 하고, 물을 잘 통하게 한다.

약리작용	면역력 강화, 암 예방, 감기 예방, 고지혈증 및 고혈압 개선, 콜레스테롤 저하, 트리코모나스 질염 치료, 그 밖에 정신과 뇌를 깨게 한다.
성분작용	– 퀘르세틴: 면역력 증강, 콜레스테롤 저하, 혈당 저하, 혈압강하, 항산화 작용이 있다. – 이눌린: 기관지 점막 분비 기능을 향상시켜, 가래, 기침 등을 멈추게 하고 미세먼지 방어에 도움이 된다. – 판토텐산: 성장을 촉진하는 비타민이고, 면역력 증진, 뇌 기능 증진, 비만, 성호르몬의 생성에 관계하며, 젊음과 건강을 유지하도록 한다. – 유화아릴: 매운맛 성분이 혈액순환을 촉진하고 체온을 올려주는 작용을 하여 면역력을 증강시켜 준다.
용법·용량	신선한 것 30~120g. 생으로 먹거나, 익혀서 먹거나, 말려서 차로 하여 마신다.

양파차 준비

말린 양파

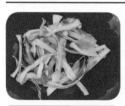 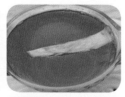

건조한 양파	양파차

1. 양파차

면역력 강화에 좋은 건조한 양파 10g(1일 용량)을 물 1.2ℓ와 함께 탕기에 넣고 센 불에서 끓이다가 끓어오르면 약한 불로 줄이고 15분 달여 그 즙을 하루 여러 번 나누어 차나 음료 대용으로 마신다.

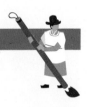

면역조절 작용을 하는, 고사리

궐채蕨菜

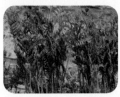

고사리 전초

고사리

고사리는 줄기의 굵기가 일정하고 깨끗하며, 상품 고유의 고동색을 띠며, 줄기가 무르지 않고 탄력이 있는 것이 상품이다. 3~5월이 제철이다. 고사리에는 브라켄톡신이라는 발암물질이 있으나 삶는 과정에서 녹아 날아간다. 한국, 일본, 중국, 사할린, 유럽 등지에서 재배한다.

기원 및 식용부위	고사리과 식물인 고사리의 어린 잎
성질과 맛	성질은 차고(性寒), 서늘하다고도 한다(性凉). 맛은 달다(味甘).
귀경	간경, 위경, 대장경
문헌기록	

- 열을 내리고, 해독작용을 하며, 습(濕)을 잘 제거한다.
- 열감기와 폐결핵을 다스린다.
- 정신을 안정시키고, 혈액순환을 촉진시키며, 부종을 빠지게 한다.

약리작용	면역조절 작용, 고혈압, 항암 및 습성 관절염(濕性 關節炎)에 효과 있으며 발열 감기 증세도 개선시킨다.
성분작용	– 트레오신 : 면역을 촉진시킨다. – 아르기닌 : 면역을 촉진시킨다. – 세린: 간 기능을 강화하여 핵산 생성을 도와 면역력을 증강시킨다. – 칼륨: 면역력 증강, 해독작용, 노폐물 배출, 미세먼지 바어 등에 도움이 된다.
용법·용량	9~15g. 나물로 하여 먹거나, 말려서 차로 하여 마신다.

고사리 튀김 준비

밀가루, 삶은 고사리, 콩기름

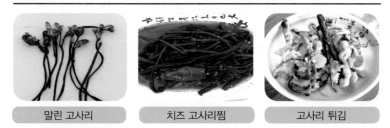

말린 고사리 　　　　 치즈 고사리찜 　　　　 고사리 튀김

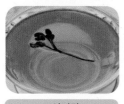

고사리차

1. 치즈고사리찜

① 건조한 고사리 100g, 살균과 소독작용을 하는 소금 3g, 고사리를

부드럽게 하는 설탕 10g 등을 끓는 물에 10분 삶아낸다.

② 위 ①을 면역력에 좋은 치즈 20g, 적당량 물과 함께 압력밥솥에 넣고, 센 불에서 끓이다가 추가 올리면 중불로 줄이고 15분 삶아낸후 양념하여 먹는다.

2. 고사리튀김

① 항바이러스에 좋은 밀가루 200g, 면역조절 작용에 좋은 삶은 고사리 50g 등을 적당량 물과 함께 용기에 넣고 튀김 반죽을 한다.

② 위 ①을 튀김용기에 넣고, 항산화에 좋은 콩기름으로 튀겨낸다.

3. 고사리차

면역조절작용에 좋은 고사리 10g을 물 1.2ℓ와 함께 탕기에 넣고 센불에서 끓이다가 끓어오르면 약한 불로 줄이고 40분 달여 그 즙을 하루 여러 번 나누어 차나 음료 대용으로 마신다.

사용주의: 생고사리는 금기한다.

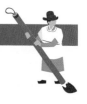

향고 香菇

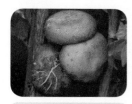

표고버섯

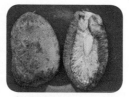

건조한 표고버섯

표고버섯은 상품 고유의 빛이 나고 윤기 있으며 변색이 없고, 육질이 탄력 있고, 갓이 피지 않고 안으로 잘 감긴 것이 상품이다. 보관할 때에는 갓은 아래로, 기둥은 위로 향하게 하고 랩을 싸서 냉장고 채소칸에 보관한다. 햇볕에 말리면 성분이 농축되어 면역력과 항바이러스에 좋은 비타민 D가 증가하고 감칠맛도 더한다. 봄과 가을이 제맛이다. 최근에는 참나무에서 톱밥을 굳힌 균상에 의해 생산한다. 표고에는 면역세포를 활성화하고 인터페론 유기능을 가진 성분이 함유되어 있다. 아시아가 원산지이고, 전남 장흥, 충남 청양에서 재배한다.

기원 및 식용부위	느타리과 식물인 표고버섯의 자실체
성질과 맛	성질은 평범하고(性平), 맛은 달다(味甘).
귀경	간경, 위경, 신경
문헌기록	

- 신장을 보(補)하고, 허한 기운을 다스리고 신체의 기능과 저항력을 높인다.
- 식욕을 촉진하고 피로를 풀어준다.
- 피부병을 다스리고, 부종을 빠지게 하며, 가래를 삭인다.
- 사람의 정신과 기력을 좋게 하여 준다.

약리작용	면역기능 조절, 항바이러스, 빈혈 치유, 콜레스테롤 저하 및 농맥경화와 고혈압 증상에 좋으며 혈당 강하, 항암 작용을 한다.
성분작용	– 다당 : 면역력 증강, 항암 작용을 한다. – 비타민 D : 구루병 예방을 한다. – 렌티난 : 면역기능 강화, 항바이러스, 혈중 콜레스테롤을 저하시킨다. – 렌티오닌 : 면역기능 강화, 항균, 혈중 콜레스테롤 저하, 혈액순환을 촉진하고 혈전을 예방한다.
용법·용량	6~10g, 신선한 것 15~30g. 양념하여 볶아 먹거나, 각종 전골에 넣어 먹고, 말려서 차로 하여 마신다.

표고버섯 볶음 준비

표고버섯, 야채, 올리브기름

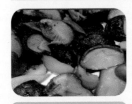 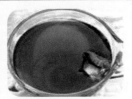

표고버섯볶음   표고버섯차

1. 표고버섯볶음

① 면역력강화와 항바이러스에 좋은 신선한 표고버섯 30g, 면역력 강화에 좋은 올리브기름 적당량 등을 프라이팬에 올려놓고 볶아 먹는다.

2. 표고버섯차

① 면역력강화와 항바이러스에 좋은 표고버섯 10g을 물 1.2ℓ와 함께
탕기에 넣고 센 불에서 끓이다가 끓어오르면 약한 불로 줄이고 40
분 달여 그 즙을 하루 여러 번 나누어 차나 음료 대용으로 마신다.

사용주의: 산후와 병후에는 금기한다.

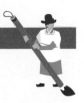

흑목이 黑木耳

다이어트에 좋은, 흑목이버섯

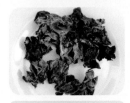

흑목이버섯

흑목이버섯은 두툼하고 광택이 나는 것이 상품이다. 나무의 귀 모양을 닮았다고 하여 목이(木耳)라고 하였다. 젤라틴질의 귀형 버섯으로, 지방축적을 억제하고, 콜레스테롤을 분해 촉진하며, 혈전 형성 억제, 대장의 가스 제거, 변비 등에 도움을 준다. 중국의 사천요리에 중요하게 쓰인다.

기원 및 식용부위	목이과 식물인 목이의 자실체
성질과 맛	성질은 평범하고(性平), 맛은 달다(味甘)
귀경	폐경, 간경, 비경, 위경, 대장경
문헌기록	

- 기(氣)를 보(補)하고, 혈(血)을 기른다.
- 폐를 윤택하게 하고, 기침을 멈추게 한다.
- 피를 잘 돌게 하고 얼굴을 아름답게 한다.
- 신장을 강하게 하고, 허한 기운을 다스리고, 신체의 기운과 저항력을 높인다.
- 피부색을 좋게 하고 얼굴색이 환하게 빛나게 한다.

약리작용	면역력 증강, 항암, 혈압 강하, 동맥경화 치료에 효과가 있다.
성분작용	- 칼륨: 면역력 증강, 해독작용, 노폐물 배출, 미세먼지 방어 등에 도움이 된다. - 셀레늄: 흉선을 강화하고 항체를 생성하며, 대식세포의 기능을 촉진하여 면역력 증강에 도움을 준다. 노폐물을 배출하고 해독작용을 하여 미세먼지 방어에 도움이 된다. - 식이섬유: 장의 연동운동을 활발하게 하고 노폐물을 배출시키며, 면역력을 높여준다. - 비오틴: 세포증식을 자극하여 면역기능을 강화시킨다.
용법·용량	4~10g, 볶아서 먹거나, 말려서 차로 하여 마신다.

흑목이버섯마볶음 준비

흑목이버섯, 마, 당근, 청홍고추

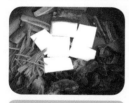
흑목이마볶음 준비

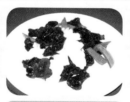
흑목이마볶음

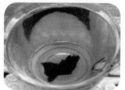
흑목이버섯차

1. 흑목이버섯마볶음

면역력 증강에 좋은, 불려 손질한 흑목이버섯 30g, 면역력 증강에 좋은 마 50g, 면역력 증강에 좋은 당근채 10g, 면역력 증강에 좋은 청고추 5g, 면역력 증강에 좋은 홍고추 5g 등을 프라이팬에 항산화 작용을 하는 콩기름을 두르고 볶는다.

2. 흑목이버섯차

면역력 증강에 좋은 말린 흑목이버섯 6g을 다관(茶罐)에 넣고, 끓인
물로 잠시 우려낸 다음 따라 버린 후 다시 끓인 물로 10~15분 우려내
어 마신다.

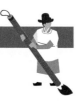

은이銀耳

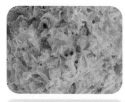
흰목이버섯

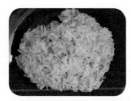
흰목이버섯

흰목이버섯은 반투명한 젤리질의 버섯이고, 모양은 닭벼슬 같다. 중국에서는 은이(銀耳)라고 하며 옛날부터 불로장수 식품으로 소중하게 여겨왔다. 은이의 다당류 물질은 인체의 면역력을 증강하고 임파세포를 조절하여 백혈구의 기능을 활성화시킨다. 중국의 사천요리에 중요하게 쓰인다.

기원 및 식용부위	흰목이과 식물인 흰목이의 자실체
성질과 맛	성질은 평범하고(性平), 맛은 달고 담백하다(味甘淡).
귀경	폐경, 위경, 신경
문헌기록	

- 폐를 윤택하게 하고, 진액을 생성한다.
- 신장을 보(補)하고 뇌를 튼튼하게 한다.
- 늙지 않고 장수하게 한다.
- 폐가 허하여 오는 기침을 멈추게 한다.
- 임파세포를 조정하여 백혈구 기능을 강화한다.

약리작용	면역능력 증강, 백혈구 강화, 조혈 기능 촉진, 항종양, 항노화, 항방사선, 혈당 강하 및 노인성 만성 기관지염, 치매, 폐결핵 치유에 효과가 있다.
성분작용	– 다당 : 인체 면역 증강, 항종양, 항방사선 및 고혈압, 동맥경화 치유에 효과가 있다. – 단백질 : 호르몬을 정상유지하고 호흡기 계통의 면역력을 높여 항바이러스와 미세먼지 방어에 도움을 준다. 항체와 효소를 도와 면역력에 도움을 주고, 라이소자임 효소가 몸을 바이러스로부터 보호한다. – 비타민 B2 : 백혈구의 탄식(呑食) 기능을 강화하고, 면역력 증강을 돕는다. – 인 : 면역력 약화, 정신 불안, 무력증 등에 도움을 준다.
용법·용량	4~10g. 탕으로 하여 먹거나, 말려서 차로 하여 마신다.

면역약선비빔밥 준비

보리쌀, 멥쌀, 흰목이버섯, 검은 목이버섯, 양배추, 당근채, 잣

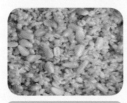
보리밥

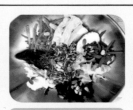
면역약선비빔밥

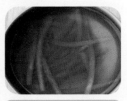
면역약선비빔밥국

1. 면역약선비빔밥

면역력 증진에 좋은 보리쌀 100g, 기운을 보(補)하는 멥쌀 50g, 항병 면역능력 강화에 좋은 잣 등을 적당량 물과 함께 솥에 넣고 지은 밥, 면역력 증강에 좋은, 불려 손질한 흰목이버섯 30g, 면역력 증강에 좋은 흑목이버섯 30g, 항바이러스에 좋은 양배추 채 20g, 항균 해독에 좋은 당근 채 20g 등을 비빔장과 함께 비빔밥으로 하여 먹는다.

2. 면역약선비빔밥국

면역 증강과 항바이러스에 좋은 황기 10g, 면역력 증강에 항균작용에 좋은 무 10g 등을 솥에 넣고 끓여 국으로 하여 먹는다.

꽃송이버섯

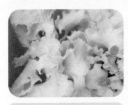 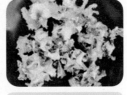

꽃송이버섯　　　건조한 꽃송이버섯

일본 암학회 총회에서는 꽃송이버섯 면역력 증강 효과를 발표한 바 있다. "최근 암의 증가는 스트레스, 생활습관 변화, 연령에 따른 몸의 면역력 저하 등이 큰 원인이라고 말할 수 있습니다. 하나비라다케(꽃송이버섯)는 면역력을 증강시키고 유지하는 효과가 있는 것이 최근의 연구에서 판명되었고 2002년과 2005년, 2007년 일본 암학회 총회에서도 발표되었습니다. 건강증진을 원하시는 분께 적극 권장합니다."(의학박사 요시다 켄시, 吉田 憲史 – 인터넷 교보문고 제공) 꽃송이버섯은 한국, 중국, 일본 등지에서 분포한다.

기원 및 식용부위	꽃송이버섯과인 꽃송이버섯의 자실체
성질과 맛	성질은 평범하고(性平), 맛은 약간 달다(味微甘).
귀경	폐경, 간경, 심경, 비경, 신경
문헌기록	

– 아토피, 알러지에 효과가 있다.
– 항산화 작용, 콜레스테롤 저하에 효과가 있다.

약리작용	면역력 증강, 항암, 혈당 저하, 다이어트
성분작용	− 베타글루칸: 면역력 증진, 항바이러스, 다이어트에 효과가 있다. − 세린: 간 기능을 강화하여 핵산 생성을 도와 면역력을 증강시킨다. − 폴리페놀: 항산화, 노화 방지, 호흡기계통의 면역력을 증진시켜 미세먼지에 도움을 준다. − 비타민 E: 항체 생산을 활발하게 하여 면역력을 증강한다. 혈액순환을 촉진하고 체온을 유지하며 항산화 작용을 한다. − 아연: T세포와 대식세포의 기능을 활성화하여 면역력 향상에 도움이 된다. 호흡기 계통의 세포벽을 튼튼히 하여 미세먼지가 달라붙지 못하게 도움을 준다.
용법·용량	4~10g. 차, 볶음, 탕, 샤브샤브, 백숙, 무침 등의 요리에 적당량을 넣어 먹는다. 향이 좋아 전통술을 담가 마시면 좋고, 가루 내어 우유나 요구르트를 따뜻하게 하여 타 먹으면 매우 효과적이다.

꽃송이 버섯차 준비

꽃송이버섯

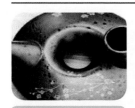 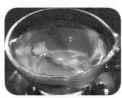 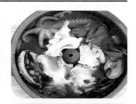

| 다관 | 꽃송이버섯차 | 꽃송이버섯 샤브샤브 |

1. 꽃송이버섯차

면역력 증강에 좋은 꽃송이버섯 10g을 다관(茶罐)에 넣고, 끓인 물로 잠시 우려낸 다음 따라 버린 후 다시 끓인 물로 10~15분 우려내어 마신다.

2. 꽃송이버섯 샤브샤브

냄비에 면역력강화와 항바이러스에 좋은 황기 육수를 적당량 부은 후 면역력강화에 좋은 꽃송이버섯 10g, 면역력강화에 좋은 신선한 방풍 잎 10g, 면역력강화와 항바이러스에 좋은 구기자 10g, 항바이러스에 좋은 마늘 10g 등을 솥에 넣고 샤브샤브를 하여 먹는다.

귤橘

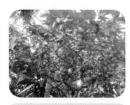
굴나무

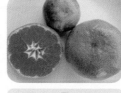
귤

귤은 크기와 모양이 일정하고, 병충해 피해나 흠집이 없고 신선하며, 껍질이 주황색이고 맑은 광택이 뛰어나며, 껍질과 과육이 잘 밀착되어 있으면서도 분리가 잘되고 탄력 있는 것이 상품이다. 껍질이 얇고 결이 고우며 만져봤을 때 물렁거리지 않고 작은 것이 맛이 좋다. 귤은 온도와 습도가 높은 곳은 피하고 통풍이 잘 되는 서늘하고 그늘진 곳에 보관한다. 상한 것은 즉시 골라낸다.

품종은 9월 하순에 수확하는 극조생, 12월 중순에 수확해서 저장해 3월까지 출하하는 만생, 5~9월에 나오는 하우스 밀감 등이 있다. 귤은 카로티노이드색소를 다량 함유하여 오랫동안 과다 섭취하면 피부가 노랗게 변하는 현상이 나타날 수 있으나 시간이 지나면 저절로 없어지고 다른 부작용도 없다. 일본이 원산지이다. 한국은 제주도, 경남, 전남 해안지대에서 생산되고 중국은 광동, 복건, 사천 등지에서 생산된다.

기원 및 식용부위	운향과 상록 소교목인 굴나무의 성숙한 과실
성질과 맛	성질은 평범하고(性平), 서늘하다고도 한다(性凉). 맛은 달고 시다(味甘酸).
귀경	폐경, 위경

문헌기록	
	– 식욕을 촉진하고, 기(氣)가 잘 통하게 한다. – 폐를 윤택하게 하고, 갈증을 멎게 한다. – 기침을 멎게 하고 가래를 삭인다.
약리작용	저항력 증강, 항암활성물질 강화, 감기 예방, 동맥경화, 고혈압, 당뇨병, 콜레스테롤 저하
성분작용	– 니아신: 에너지 생성을 촉진하여 몸을 따뜻하게 하고, 면역력을 높여준다. – 칼륨: 면역력 증강, 해독작용, 노폐물 배출, 미세먼지 방어 등에 도움이 된다. – 칼슘: 골수에서 간세포가 생성되어 각종 면역세포를 만들어 면역력 향상에 도움이 된다. – 아르기닌: 면역을 촉진시킨다. – 글리신: 면역 촉진, 뇌기능을 증진시킨다.
용법·용량	적당량을 생으로 먹거나, 말려서 차로 하여 마신다.

귤사과즙 준비

귤, 사과

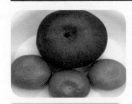
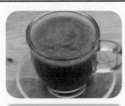
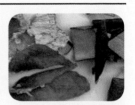

| 귤과 사과 | 귤사과즙 | 말린 귤껍질과 사과껍질 |

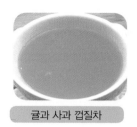
귤과 사과 껍질차

1. 귤사과즙
저항력 증강에 좋은 귤, 항바이러스에 좋은 사과를 1:1 비율로 믹서기에 곱게 갈아 즙을 내어 마신다.

2. 귤사과껍질차
저항력에 좋은 말린 귤껍질 10g, 항바이러스에 좋은 말린 사과껍질 10g 등(1일 용량)을 물 1.2ℓ와 함께 탕기에 넣고 센 불에서 끓이다가 끓어오르면 약한 불로 줄이고 40분 달여 그 즙을 하루 여러 번 나누어 차나 음료 대용으로 마신다.

면역력을 깨우는, 파인애플

파라 菠蘿

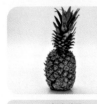
파인애플

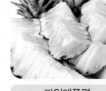
파인애플편

파인애플은 손으로 가볍게 눌렀을 때 부드럽고 아랫부분 껍질이 볼록한 것이 상품이며 맛이 달다. 파인애플은 달콤한 과즙이 밑에 있으므로 거꾸로 보관해야 단맛이 고루 퍼져 맛있다. 질긴 고기는 파인애플 과즙에 살짝 담가두면 단백질 분해효소인 브로멜린이 육류 소화를 돕고 연육 작용을 하기 때문에 육질이 부드러워진다. 1493년 콜롬버스 제2차 탐험대에 의해 서인도제도에서 발견되어 세계로 퍼졌다. 브라질이 원산지다.

기원 및 식용부위	파인애플과 식물인 파인애플의 열매
성질과 맛	성질은 평범하고(性平), 맛은 달고 약간 시다(味甘微酸).
귀경	위경, 신경
문헌기록	

– 진액을 생성하고 갈증을 멎게 한다.
– 허한 기운을 다스리고, 신체의 기능과 저항력을 높인다.
– 살을 빠지게 하고, 술을 깨게 한다.
– 소화를 잘 시킨다.

약리작용	면역조절 작용, 항종양, 항부종, 항염, 항혈전
성분작용	− 식이섬유 : 장의 연동운동을 활발하게 하고 노폐물을 배출시키며, 면역력을 높여준다. − 세린 : 간 기능을 강화하여 핵산생성을 도와 면역력을 증강시킨다. − 비타민 C : 백혈구의 탄식(呑食) 기능을 강화하고, 호흡기계통의 면역력을 높여 항바이러스, 감기 예방, 체온 유지 등의 작용을 하고, 아드레날린의 분비를 촉진시켜 스트레스를 해소한다. − 브로멜린 : 단백질 분해효소로서 육류의 소화를 돕는다.
용법·용량	적당량 생으로 먹거나, 즙을 내어 먹고, 말려서 차로 하여 마신다.

파인애플차 준비

말린 파인애플

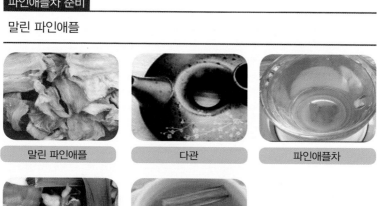

말린 파인애플	다관	파인애플차

말린 파인애플 껍질과 잎	말린 파인애플 껍질 잎차

1. 파인애플차

면역조절 작용을 하는 말린 파인애플 8g(1회 용량)을 다관(茶罐)에 넣고, 끓인 물로 잠시 우려낸 다음 따라 버린 후 다시 끓인 물로 10~15분 우려내어 마신다.

2. 파인애플 잎차

면역조절 작용을 하는 말린 파인애플잎 16g을 물 1.2ℓ와 함께 탕기에 넣고 센 불에서 끓이다가 끓어오르면 약한 불로 줄이고 40분 달여 그 즙을 하루 여러 번 나누어 차나 음료 대용으로 마신다.

녹용鹿茸

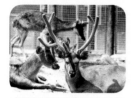

사슴

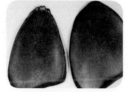

녹용

사슴은 봄에 딱딱한 묵은 뿔이 떨어지고(낙각) 새 뿔이 자라는데 이렇게 자라기 시작하여 약 60~90일 정도 될 때 자른 뿔이 녹용이다. 외형은 주지와 1~2개의 분지로 이루어져 있고 끝은 둥근 원(圓) 모양이고, 주지의 길이는 17~40cm이다. 녹용의 부위에 따라 분골, 상대, 중대, 하대 등으로 구분한다. 녹용은 혈관이 있어 피가 통하고 각종 약리성분이 풍부한 복합영양제다. 전체 46종의 사슴 가운데 꽃사슴, 레드디어, 엘크 등에서만 녹용이 생산된다. 중국 서북, 동북, 내몽골, 신강 등에서 사육하며 미국, 한국 등 여러 나라에서 엘크가 사육되고 있다.

기원 및 식용부위	털이 빈틈없이 빽빽하게 나고 덜 골질화된 어린 수사슴의 뿔을 잘라 말린 것
성질과 맛	성질은 따뜻하고(性溫), 맛은 달고 짜다(味甘鹹).
귀경	간경, 신경

문헌기록	
	– 근골을 튼튼하게 하고, 성 기능을 보(補)한다. – 허한 기운을 다스리고 신체의 기능과 저항력을 높이며 의지를 강하게 한다. – 정신과 육체의 힘을 증강시키고, 골수를 충실하게 한다. – 남자의 신기(腎氣)가 허약하면서 냉한 것을 보하며, 늙지 않게 한다. – 팔, 다리, 무릎, 허리, 등뼈가 저리면서 아픈 것을 다스린다.
약리작용	면역증강 작용, 성 기능 증강, 항노화, 항산화, 항스트레스, 자율신경 실조증 개선에 효과가 있다.

성분작용	– 강글리오사이드: 면역 증강, 기억력 증진 등의 작용을 한다.
	– 단백질: 호르몬을 정상유지하고 호흡기 계통의 면역력을
	  높여 항바이러스와 미세먼지에 도움을 준다. 항체와 효소
	  를 도와 면역력에 도움을 주고, 라이소자임 효소가 몸을
	  바이러스로부터 보호한다.
	– 웅성호르몬이 함유되어 있어 남성호르몬(테스토스테론)의
	  분비를 왕성하게 하여 정력을 좋게 한다.
	– 난포호르몬이 함유되어 있어 여성호르몬(에스트라다이올)
	  의 분비를 왕성하게 하여 부인과 질환에 도움이 된다.
	– 칼슘: 골수에서 간세포가 생성되어 각종 면역세포를 만들
	  어 면역력 향상에 도움이 된다.

용법·용량	2~4g. 물에 달여 먹거나, 가루 내어 1~2g을 차로 하여 마 신다.

녹용죽 준비

녹용, 토마토, 현미찹쌀

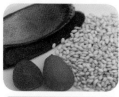
녹용죽 준비

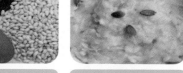
녹용죽

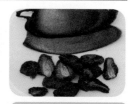
녹용과 딸기

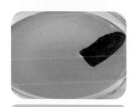
녹용달기차

1. 녹용죽

① 면역력 증강에 좋은 현미찹쌀가루 130g, 면역력 강화에 좋은 토마토 2개를 준비한다.

② 위 ①을 면역증강 작용, 성 기능 강화 등에 좋은 녹용 4g 달인 즙과 함께 솥에 넣고 죽을 쑤어 먹는다.

2. 녹용달기차

면역증강 작용에 좋은 녹용 8g, 면역력 증강에 좋은 대추채 10g 등(1일 용량)을 물 1.2ℓ와 함께 탕기에 넣고 센 불에서 끓이다가 끓어오르면 약한 불로 줄이고 40분 달여 그 즙을 하루 여러 번 나누어 차나 음료 대용으로 마신다.

우육牛肉

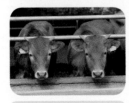
소

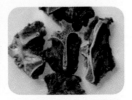
소의 목뼈살

소고기는 밝은 선홍색을 띠고 윤기가 나며, 지방색이 크림색을 띠고 선명하며 광택이 나고, 수분이 알맞게 침출되고 탄력성이 좋으며 결이 곱고, 지방의 질이 좋은 것이 상품이다. 얇게 썬 소고기는 겹치지 않게 키친타올에 싸서 고기전용 냉장실에 보관한다. 냉동보관할 경우 랩으로 한 장씩 싸서 보관한다.

소고기에는 성장을 촉진하는 리신과 스레오닌이 함유되어 있고, 지질대사를 촉진하여 지방을 태워 체중감량에 도움을 주는 칼니틴도 함유되어 있다. 전국 각지에서 사육하며 특히 강원도 횡성한우 품질이 좋다.

기원 및 식용부위	소과 동물인 황소의 고기
성질과 맛	성질은 따뜻하고.(性溫), 평범하다고도 한다(性平). 맛은 달다(味甘).
귀경	비경, 위경
문헌기록	

- 비위(脾胃)를 보(補)하고, 근골을 튼튼하게 한다.
- 허한 기운을 다스리고 신체의 기능과 저항력을 높이며 혈(血)을 보(補)한다.
- 허리와 다리가 시큰거리며 아픈 것을 다스린다.
- 안색이 핏기가 없고 누런 것을 다스린다.
- 성장기 어린이의 발육 촉진

약리작용	면역력 증강, 인체 병 저항능력 강화, 신진대사 촉진, 뇌혈관 질환에 효과, 진골수(塡骨髓, 골수를 채움)
성분작용	– 철: T세포와 대식세포와 같은 면역세포에 매우 중요한 원소로 면역력을 높여준다. – 아연: T세포와 대식세포의 기능을 활성화하여 면역력 향상에 도움이 된다. 호흡기 계통의 세포벽을 튼튼히 하여 미세먼지가 달라붙지 못하게 도움을 준다. – 비타민 E: 항체 생산을 활발하게 하여 면역력을 증강한다. 혈액순환을 촉진하고 체온을 유지하며 항산화 작용을 한다. – 셀레늄: 면역력 증강, 유해 활성산소 제거 및 혈액순환을 촉진시킨다.
용법·용량	적당량을 삶아서 먹거나, 탕으로 먹거나, 구워서 먹는다.

면역약선밥상 준비

소고기, 황기, 마늘, 표고버섯, 흑목이 버섯, 흑두부, 무채, 구기자

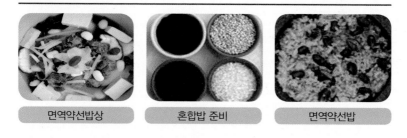

면역약선밥상	혼합밥 준비	면역약선밥

1. 면역약선밥상

① 면역력 증강에 좋은 소고기 100g

② 면역력 증강, 항바이러스, 유행성 감기 바이러스 전염병 등에 좋은 황기가루 4g

③ 면역력 증강, 항바이러스 등에 좋은 간 마늘 10g

④ 면역기능 조절, 항바이러스 등에 좋은 표고버섯 채 15g

⑤ 면역력 증강에 좋은 흑목이버섯 15g

⑥ 항바이러스에 좋은 흑두부 10g

⑦ 면역력 증강에 좋은 무채 10g

⑧ 면역 증강, 항방사선 등에 좋은 구기자 4g

⑨ 살균작용을 하는 소금 적당량 등을 뚝배기에 적당량 멸치 다시마 육수와 함께 붓고 12분 끓여 탕으로 하여 먹는다.

2. 면역약선밥

① 면역력 증강과 항바이러스에 좋은 오미자 6g을 달인 즙

② 기운을 나게 하는 멥쌀 120g

③ 면역력 증강과 미세먼지에 좋은 현미찹쌀 30g

④ 항바이러스에 좋은 불린 검정콩 20g 등을 적당량 물과 함께 솥에 넣고 밥을 지어 먹는다.

사용주의: 부추와 함께 먹는 것은 피한다.

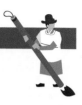

대하 對蝦

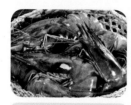

새우

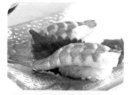

새우초밥

새우의 머리 부분과 꼬리가 싱싱하고 투명하며 모양이 잡혀있는 것이 상품이며 맛있다.

머리가 거무스레한 것은 신선도가 많이 떨어진 것이다. 새우 껍질이 붙어 있는 상태로 등의 내장을 제거하고 깨끗하게 씻어 물기를 닦고 랩으로 한 번 싼 다음 비닐 팩에 넣어 냉장실에 보관한다.

새우에는 항산화 작용으로 노화를 예방하는 아스타크산틴의 성분이 함유되어 있다. 껍질에는 식이섬유인 키틴이 함유되어 있어 장운동을 자극하여 유해물질을 배출하고 면역력을 높여준다. 한국 황해와 남해, 중국 발해, 강소, 절강 등에 분포한다.

기원 및 식용부위	참새우과 참새우의 몸체
성질과 맛	성질은 따뜻하고(性溫), 맛은 달고 짜다(味甘鹹).
귀경	간경, 신경
문헌기록	

- 허한 기운을 다스리고 신체의 기능과 저항력을 높인다.
- 신장을 보(補)하고 양기(陽氣)를 강하게 한다.
- 근육과 뼈가 쑤시고 아픈 것을 다스린다.
- 위장의 활동을 도와 식욕을 촉진시킨다.

약리작용	면역기능 증강, 신경쇠약, 동맥경화 예방, 혈중 콜레스테롤 저하
성분작용	− 글리신: 면역력 증강, 뇌기능 증진, 근육 노화 방지에 좋다. − 메티오닌: 면역력 증진, 간 기능 보호, 피로회복, 탈모방지, 단백질 보충에 좋다. − 아스타크산틴: 면역력을 증강시킨다. − 타우린: 면역력 증진, 항산화 작용으로 동맥경화, 피로회복 등에 도움을 주고, 아미노산으로 알코올과 간 해독작용을 하여 지방간에 도움이 된다
용법·용량	15~30g. 튀기거나 볶거나 삶거나 탕으로 하여 먹는다.

새우튀김 준비

밀가루, 새우

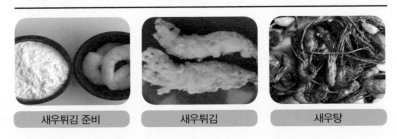

| 새우튀김 준비 | 새우튀김 | 새우탕 |

1. 새우튀김
면역기능 증강에 좋은 참새우를 항바이러스에 좋은 밀가루로 반죽하여 항산화 작용을 하는 콩기름에 튀겨 먹는다.

2. 새우탕
면역기능 증강에 좋은 새우를 탕으로 하여 먹는다.

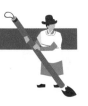

바다의 신비한 인삼

해삼 海蔘

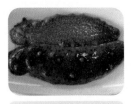
해삼

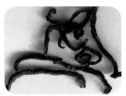
건해삼

해삼은 강장제로 귀하게 여겨왔다. 해삼에 함유된 다당은 인체의 면역 능력을 증강시키고 암세포 생성을 억제한다. 또한 백선균이나 칸디다균의 발육 저지작용을 하는 호로톡신이라는 성분이 있어 무좀과 여성들의 냉·대하 등에도 도움이 된다. 해삼내장젓은 호박색을 띠는 것이 좋고 검은점이 있는 것은 좋지 않다. 해삼을 요리할 때 식초를 첨가하면 영양가가 떨어지므로 주의해야 한다. 동해 연안(주문진), 남해안(거제도), 제주도(서귀포), 서해 연안(만리포) 등에 분포한다.

기원 및 식용부위	해삼과 동물 해삼에 속한 몸체
성질과 맛	성질은 따뜻하고(性溫), 맛은 달고 짜다(味甘鹹).
귀경	폐경, 심경, 비경, 신경
문헌기록	

- 신장을 보(補)하고 정(精)을 더하며, 발기되지 않는 것을 다스린다.
- 성장기 어린이 발육을 촉진시킨다.
- 피부노화 예방, 주독(酒毒)을 해소한다.
- 빈혈에 효과가 있다.

약리작용	면역력 증강, 항암, 항응혈, 항진균, 항방사선, 항노화 작용 및 고지혈, 폐결핵 증상 개선에 효과가 있다.
성분작용	– 다당: 면역기능을 증진시킨다. – 칼슘: 골수에서 간세포가 생성되어 각종 면역세포를 만들어 면역력 향상에 도움이 된다. – 비타민 B2:백혈구의 탄식(呑食) 기능을 강화하고, 면역력 증강을 돕는다. – 단백질: 호르몬을 정상유지하고 호흡기 계통의 면역력을 높여 항바이러스와 미세먼지 방어에 도움을 준다. 항체와 효소를 도와 면역력에 도움을 주고, 라이소자임 효소가 몸을 바이러스로부터 보호한다. – 칼륨: 면역력 증강, 해독작용, 노폐물 배출, 미세먼지에 방어 등에 도움이 된다.
용법·용량	15~30g. 탕으로 먹거나 삶아서 먹는다.

해삼탕 준비

해삼, 무, 통마늘, 소금

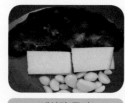 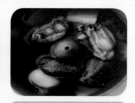

해삼탕 준비	해삼탕

1. 해삼탕

면역증강에 좋은 해삼 3마리, 면역력 증진과 항균작용을 하는 무채 30g, 항바이러스에 좋은 통마늘 20g, 감염병 예방과 살균작용이 있는 소금 2g 등을 적당량 물과 함께 뚝배기에 넣고 12분 끓여서 탕으로 하여 먹는다.

사용주의: 식초는 금기한다.

자채紫菜

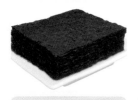

김

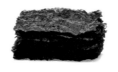

구운 김

구운 김은 진한 청록색, 굽지 않은 김은 거무스름한 빛을 띤 것이 상품이고, 두께가 일정하고 잘 찢어지는 김이 맛이 있는 김이다. 김은 습기가 차면 향과 맛이 날아가므로 밀폐된 용기에 담아 서늘하고 그늘진 곳에서 보관한다. 방습제를 함께 넣어두면 좋다. 감칠맛을 나게 하는 아미노산의 글루탐산, 이노신산, 구아닐산 등이 함유되어 있다. 아주 약한 불에 구워 먹으면 향이 더욱 좋아 맛이 배로 좋아진다. 한국 남해안, 전남 광양에 분포한다.

기원 및 식용부위	보라털과 홍조류인 김의 엽상체
성질과 맛	성질은 차고 서늘하다고도 한다(性寒凉). 맛은 달고 짜다(味甘鹹).
귀경	폐경, 비경, 방광경
문헌기록	

– 열을 내리고 가래를 삭인다.
– 목구멍을 잘 통하게 하고, 기침을 멈추게 한다.
– 어린이 성장발육, 위궤양에 효과가 있다.

약리작용	면역기능 증강, 면역력 강화, 세포 면역증강, 기억력 증강, 갑상선 종대, 콜레스테롤 저하, 빈혈 치유, 골격 촉진, 치아 발육
성분작용	– 칼륨: 면역력 증강, 해독작용, 노폐물 배출, 미세먼지 등에 도움이 된다. – 비타민 B2: 백혈구의 탄식(吞食) 기능을 강화하고, 면역력 증강을 돕는다. – 카로틴: 저항력을 높여주고, 시력을 보호하며, 항산화, 피부미용, 동맥경화 방지 등의 작용을 한다. – 소르비톨: 급·만성기관지염, 가래, 기침 등을 다스리고, 목소리를 부드럽게 한다.
용법·용량	15~30g, 달이거나 끓이거나 혹은 구워서 먹는다.

김쌈밥 준비

김, 표고버섯, 지단, 보리쌀, 찹쌀, 간장

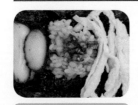

김쌈밥

1. 김 쌈밥

① 면역력 증강에 좋은 보리쌀 100g, 허한 기운을 다스리고 신체의 기능과 저항력을 높여주는 찹쌀 30g 등을 적당량 물과 함께 솥에 넣고 지은 밥, 폐를 윤택하게 하는 지단, 면역력과 항바이러스에 좋은 볶은 표고버섯, 열을 내리고 해독작용을 하는 간장을 준비한다.

② 위 ①을 면역력 증강에 좋은 살짝 구운 김에 올려 쌈으로 하여 먹는다.

대산大蒜

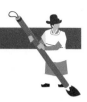

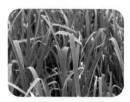
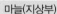
마늘(지상부)

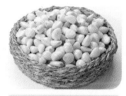
마늘

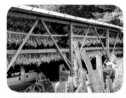
마늘 건조보관

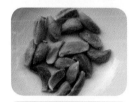
건조한 마늘

통마늘은 굵고 묵직하며 껍질이 깨끗한 흰색의 마늘이 신선도가 좋고 맛도 좋다. 겉껍질에 흠집이 있거나 싹이 나 있는 것은 맛이 떨어지고 비위생적이므로 먹지 않는 것이 좋다. 깐마늘 특유의 모양과 크기가 똑같고 기형이 없으며, 마늘 고유의 아이보리색을 유지하고 색이 변하지 않으며 육질이 단단하고 아삭아삭한 것이 상품이다. 마늘의 알리신 성분은 잘게 저밀수록 활성화가 잘된다. 마늘 먹은 후 냄새를 빨리 제거하려면 사과를 껍질째 먹으면 효과적이다. 서부 아시아와 유럽이 원산지다. 한국의 의성 마늘이 유명하다.

기원 및 식용부위	백합과에 속한 식물인 마늘 비늘줄기
성질과 맛	성질은 따뜻하고(性溫), 맛은 맵다(味辛).
귀경	폐경, 비경, 위경

문헌기록	

– 속을 따뜻하게 하고 막힌 것을 뚫어 잘 돌아다니게 한다.
– 주로 악성 종기를 제거한다.
– 기침을 멎게 하고 가래를 삭인다.

약리작용	면역 증강, 유행성 감기바이러스 및 피부 바이러스 제거, 폐결핵, 고지혈증, 당뇨병 치유, 항암, 살균, 해독, 간 보호, 건뇌
성분작용	– 알리신: 면역 증진, 항바이러스, 감기 예방, 항균작용, 항살균작용, 항산화, 해독작용 등에 도움이 된다. – 비오틴: 세포증식을 자극하여 면역기능을 강화하고, 남성 호르몬 분비에 도움을 주어 정력을 좋게 한다. – 칼륨: 면역력 증강, 해독작용, 노폐물 배출, 미세먼지 방어 등에 도움이 된다. – 식이섬유: 장의 연동운동을 활발하게 하고 노폐물을 배출시키며, 면역력을 높여준다.
용법·용량	1~50g. 생으로 먹거나 구워서 먹고, 말려서 가루 내어 차로 하여 마신다.

마늘차 준비

건조한 마늘편

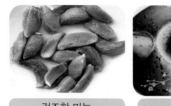
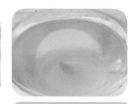

건조한 마늘 | 다관 | 마늘차

1. 마늘차

면역증강과 항바이러스에 좋은 건조한 마늘편 10g을 다관(茶罐)에 넣고, 끓인 물로 잠시 우려낸 다음 따라 버린 후 다시 끓인 물로 10~15분 우려낸 후 마신다.

사용주의: 생마늘을 공복에 먹지 말고, 만성위염에는 먹는 것을 삼가한다.

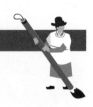

땅 속의 신비한 보약, 연근

우藕

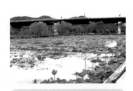
연밭

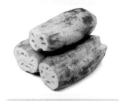
연근

연근은 신선도를 유지하며 흠집이 없고, 고유의 흰색을 유지하며 색깔이 변하지 않고, 육질이 싱싱하고 탄력 있는 것이 상품이다. 약간 작고 묵직한 것이 맛있고, 자른 면이 희고 싱싱한 것이 신선하다. 껍질이 흰 것은 표백처리된 것일 수 있으므로 먹지 않는다. 보관은 신문지나, 한지에 싸서 위생 봉지에 넣어 냉장고 채소칸에 넣는다. 연근의 폴리페놀이 항염증 작용을 하고, 무틴은 위점막 보호를 한다. 중국과 북아메리카가 원산지다.

기원 및 식용부위	수련과 다년생 수생초본인 연근의 줄기 뿌리
성질과 맛	성질은 차고(性寒), 맛은 달다(味甘).
귀경	간경, 심경, 비경, 위경
문헌기록	

- 정신과 육체를 편안히 하고 피로를 풀어준다.
- 속 태우고 괴로워하는 것을 풀어주고, 사람의 마음을 기쁘고 유쾌하게 한다.
- 열을 내리고 혈을 기르고 피부가 살아나게 한다.
- 허한 기운을 다스리고 신체의 기능과 저항력을 높인다.

약리작용	면역력 강화, 항노화, 항암, 콜레스테롤 저하, 비만증 해소, 해주독 (解酒毒, 술 해독), 지혈
성분작용	– 단백질: 호르몬을 정상유지하고 호흡기 계통의 면역력을 높여 항바이러스와 미세먼지에 도움을 준다. 항체와 효소를 도와 면역력에 도움을 주고, 라이소자임 효소가 몸을 바이러스로부터 보호한다. – 아르기닌 : 면역을 촉진시킨다. – 칼륨: 면역력 증강, 해독작용, 노폐물 배출, 미세먼지 방어 등에 도움이 된다. – 엽산: 장내 점막의 기능을 정상으로 유지하고, 적혈구의 생산을 도와 면역력을 증진시킨다.
용법·용량	4~10g. 신선한 것 15~30g. 찧어서 즙을 내어 먹거나, 삶아서 먹고, 말려서 차로 하여 마신다.

연근차 준비

연근

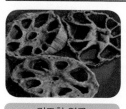
건조한 연근

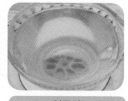
연근차

1. 연근차

면역력 증강에 좋은 건조한 연근 10g을 물 1.2ℓ와 함께 탕기에 넣고 센 불에서 끓이다가 끓어오르면 약한 불로 줄이고 15분 달여 그 즙을 하루 여러 번 나누어 차나 음료 대용으로 마신다.

사용주의: 조리할 때나 먹을 때 쇠로 만든 그릇이나 기구(鐵器)는 피한다.

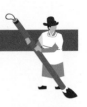

운대화 芸薹花

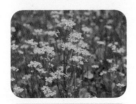

유채꽃

유채가 함유한 매운 맛 성분인 이소티오시아네이트는 혈액순환 촉진과 체온을 올려주는 작용을 하므로 면역력을 높이는 데 도움을 준다. 한국 제주도와 남쪽 지방에서 재배한다.

기원 및 식용부위	십자화과 식물인 유채의 어린 경엽(莖葉)과 꽃자루
성질과 맛	성질은 평범하고(性平) 서늘하다고도 한다(性凉). 맛은 달고 맵다(味甘辛).
귀경	폐경, 간경, 비경
문헌기록	

- 타박이나 혈액순환이 되지 않아 체내의 일정한 장소에 나쁜 혈이 정체된 것을 깨뜨린다.
- 부종을 빠지게 하고, 해독작용을 한다.
- 기침을 멈추게 한다.

약리작용	면역력 강화, 감염 방지, 감기 예방, 항산화, 생리통 감소
성분작용	– 셀레늄: 면역력 증강, 유해 활성산소 제거, 혈액순환을 촉진시킨다. – 비타민 C: 백혈구의 탄식(呑食) 기능을 높이고, 호흡기 계통의 면역력을 높여 항바이러스, 감기 예방, 체온 유지, 항암작용 등에 도움을 준다. 아드레날린의 분비를 촉진시켜 스트레스를 해소한다. – 비타민 E: 항체 생산을 활발하게 하여 면역력을 증강한다. 혈액순환을 촉진하고 체온을 유지하며 항산화 작용을 한다.
용법·용량	4~8g(신선한 것 20~40g). 달여서 먹거나, 혼합 밥, 죽, 빵, 떡 등으로 하여 먹고, 차로 하여 마신다.

유채꽃차 준비

유채꽃

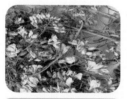 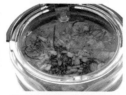 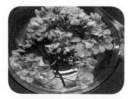

건조한 유채꽃   유채와 다관   유채꽃차

1. 유채꽃차

면역력 증강에 좋은 건조한 유채꽃 10g을 다관(茶罐)에 넣고, 끓인 물로 잠시 우려낸 다음 따라 버린 후 다시 끓인 물로 10~15분 우려낸 후 마신다.

향일규자 向日葵子

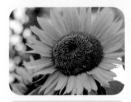

해바라기

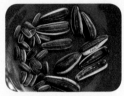

해바라기씨

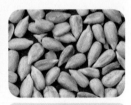

깐 해바라기 씨

해바라기씨와 백자인을 8대2 비율로 살짝 볶아서 먹으면 면역력 강화와 항바이러스에 많은 도움이 된다. 리놀레산과 올레산은 인체세포의 재생과 성장을 촉진하고 콜레스테롤이 혈관에 쌓이는 것을 예방한다. 중앙아메리카가 원산지이다.

기원 및 식용부위	국화과 식물인 해바라기의 종자
성질과 맛	성질은 평범하고(性平), 맛은 달다(味甘).
귀경	간경, 대장경
문헌기록	

- 신체(身體)를 튼튼하게 하는 건강식품으로 좋다.
- 피부 점막의 좁쌀만 한 종기를 다스린다.
- 어린이의 성장 촉진

약리작용	면역능력 강화, 항암, 항노화, 질병 예방, 기억력 증진
성분작용	- 스테롤: 면역력 증강, 항바이러스, 항균 작용을 한다. - 비오틴: 세포 증식을 자극하여 면역기능을 강화하고, 남성호르몬 분비에 도움을 주어 정력을 좋게 한다. - 베타카로틴: 항산화 작용, 눈 점막 보호, 세포의 산화를 억제하고, 정장작용을 하며, 면역력을 높여준다. - 아연: T세포와 대식세포의 기능을 활성화하여 면역력 향상에 도움이 된다. 호흡기 계통의 세포벽을 튼튼히 하여 미세먼지가 달라붙지 못하게 도움을 준다.
용법·용량	15~30g. 달여 먹거나 볶거나 생으로 먹는다.

해바라기씨 혼합밥 준비

찹쌀, 해바라기씨. 옥수수

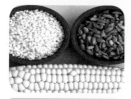
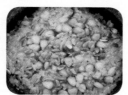

해바라기씨 혼합밥 준비   해바라기씨 혼합밥

1. 해바라기씨혼합밥

허한 것을 보(補)하고 신체의 기능과 저항력을 높이는 찹쌀 120g, 면역력 증강에 좋은 옥수수 30g, 면역력 강화에 도움이 되는 해바라기씨 20g 등을 솥에 넣고 밥을 지어 먹는다.

음양곽 淫羊藿

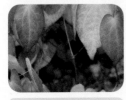

삼지구엽초

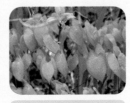

삼지구엽초-2

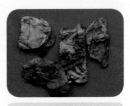

음양곽

매자나무과에 속하는 다년생 초본인 삼지구엽초의 지상부다. 여름과 가을 사이에 줄기와 잎이 무성할 때 지상 부위를 잘라 햇볕 또는 그늘에서 말려 사용한다. 줄기는 가늘고 길며 원기둥 모양이고, 세 가지로 뻗는다. 줄기 높이는 20~30cm다. 잎이 많이 달리고 황녹색이며 부서지지 않는 것이 좋은 품질이다. 꿩의다리가 유사품으로 유통되는 사례가 있다. 중국 전설에 숫양 한 마리가 수십 마리의 암컷을 거느리고 하루 수백 번 교미하는 것을 보고, 무엇을 먹고 힘이 좋은지 살펴보니 이 풀을 먹고 있어 그 후 음양곽(淫羊藿)이라는 이름을 얻었다. 경기 팔당, 천마산, 경북 김천, 강원 철원 등지에 분포한다.

기원 및 식용부위	매자나무과의 다년생 초본인 삼지구엽초의 잎과 줄기
성질과 맛	성질이 따뜻하고(性溫), 맛은 달고 맵다(味甘辛).
귀경	간경, 신경
문헌기록	

- 신장을 보하고 정력을 강하게 한다.
- 풍습(風濕)을 제거한다.
- 허리와 무릎을 튼튼하게 한다.
- 건망증을 개선한다.

약리작용	면역기능 촉진, 면역세포 증강, 인터페론 생성, 억균, 소염, 항노화
성분작용	– 비타민 E: 항체 생산을 활발하게 하여 면역력을 증강시키고, 혈액순환을 촉진하며, 체온을 유지하고 항산화 작용을 한다. – 플라보노이드: 면역력 증강, 폐를 보호한다. – 식물 스테롤: 대장 기능을 높여 면역력을 높여주고, 혈중콜레스테롤(LDL)을 낮추며, 대장암 발생을 억제하는 효과가 있는 것으로 보인다. – 사포닌: 면역력 증강, 항바이러스, 항염증, 기관지염, 기침, 가래 등에 도움을 준다.
용법·용량	3~9g. 물에 달여 먹거나 술에 담가 먹는다.

삼지구엽초염소탕 준비

삼지구엽초, 흑염소 고기, 마늘, 부추, 표고버섯, 구기자, 들깨가루

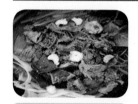

삼지구엽초염소탕

1. 삼지구엽초염소탕

면역력을 높여주는 삼지구엽초 9g을 달인 즙, 병에 대한 저항력을 증강시키는 흑염소 고기 200g 등을 압력밥솥에 넣고 센 불에서 끓이다가 울면 중불로 줄이고 15분 후에 불을 끄고 뚜껑을 열고 항바이러스에 좋은 마늘 10g, 면역력에 좋은 부추 30g, 면역력과 항바이러스에 좋은 표고버섯 20g, 면역력에 좋은 구기자 10g, 면역력과 항바이러스에 좋은 들깨가루 30g 등을 넣고 다시 끓여 가며 먹는다.

동충하초 冬蟲夏草

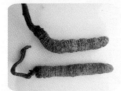
자연산 동충하초

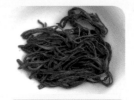
동충하초(재배)

맥각균과에 속하는 동충하초균이 박쥐나방과 곤충의 유충에서 기생하여 자란 자실체와 유충의 충체다. 5~6월 사이에 땅을 파 채취하여 깨끗이 씻어 햇볕에 건조한다. 충체는 누에와 비슷하다. 충체의 길이는 3~5cm, 자실체의 길이 4~7cm다. 충체는 완전하고, 충만하며, 바깥면은 노란색, 내부는 흰색을 띠고 있는 것이 좋은 품종이다. 겨울에는 흙 속에서 늙은 누에처럼 자라며, 여름에는 흙 속에서 나와 풀이 된다. 중국 사천이 주산지다.

기원 및 식용부위	맥각균과의 동충하초균이 가생하여 지잔 유충의 충체와 자실체
성질과 맛	성질이 따뜻하고(性溫), 맛은 달다(味甘).
귀경	폐경, 신경
문헌기록	

– 폐와 신장을 보한다.

– 정력을 좋게 한다.

– 자한도한(自汗盜汗, 저절로 땀이 나는 병증)을 개선한다.

– 병후허약(病後虛弱)을 치료한다.

– 허리와 무릎이 시큰거리고 아픈 것을 다스린다.

약리작용	면역기능 증강, 면역기능 조절작용, 항바이러스, 항균, 남성호르몬 작용, 소염, 항종양, 콜레스테롤 저하, 진정, 최면
성분작용	– 단백질 : 항체와 효소를 도와 면역력에 도움을 주고, 라이소자임 효소가 몸을 바이러스로부터 보호한다. – 발린 : 정서를 안정시킨다. – 아르기닌 : 면역을 촉진한다. – 칼륨 : 면역력 증강, 해독작용, 노폐물 배출, 미세먼지 방어 등에 도움이 된다.
용법·용량	3~9g. 달여 먹거나, 오리, 닭, 돼지고기 등과 같이 푹 삶아 먹는다.

동충하초오골계탕 준비

동충하초, 오골계

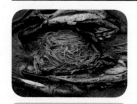

동충하초오골계탕

1. 동충하초오골계탕

면역기능 증강에 좋은 동충하초 9g, 인체 생리기능을 높여주는 오골계 1마리 등을 압력밥솥에 넣고 센 불에서 끓이다가 추가 울면 중불로 줄이고 15분 후에 불을 끄고 꺼내어 믹는다.

부록

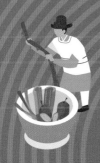

– 면역력과 항바이러스에
좋은 약선 식재료
한눈에 보기

– 식품에 사용할 수 없는
주요 농·임산물

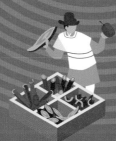

면역력과 항바이러스에 좋은 약선 식재료 한눈에 보기

식 · 약(食藥) 공용 약선

식재료 (1회 용량)	용법	성질	귀경	효능
감초 (3~10g)	차(茶)	평범하고 달다	폐, 심, 비경	면역 증강, 항바이러스
계지 (3~9g)	수전(水煎)	따뜻하고 맵고 달다	폐, 심, 방광경	항바이러스
구기자 (6~12g)	혼합밥, 차(茶)	평범하고 달다	폐, 간, 신경	면역조절 및 강화
구기자 순 (8~12g)	차(茶)	서늘하고 달고 쓰다	간, 비, 신경	면역 증강
구기자뿌리껍질 (5~15g)	환(丸), 차(茶)	차고 달다	폐, 간, 신장	면역 조절, 항바이러스
국화 (5~9g)	차(茶)	약간 차고 달고 쓰다	폐, 간경	항바이러스, 항균
노근 (15~30g)	수전(水煎)	차고 달다	폐, 위경	면역촉진 작용
당귀 (6~12g)	떡, 차(茶)	따뜻하고 달고 맵다	간, 심, 비경	면역 증강, 항균

도라지 (3~10g)	차(茶), 정과	평범하고 쓰고 맵다	폐경	면역 증강, 백혈구 증강
두충 (6~10g)	차(茶)	따뜻하고 달다	간, 신경	면역기능 증강, 항바이러스
마(산약) (15~30g)	혼합죽, 차(茶)	평범하고 달다	폐, 비, 신경	면역기능 강화
만삼(당삼) (6~15g)	죽(粥), 차(茶)	평범하고 달다	폐, 비경	면역기능 증강,항암
맥문동 (6~12g)	차(茶)	약간 차고 달고 약간 쓰다	폐, 심, 위경	면역력 강화
민들레 (9~15g)	차(茶), 전(煎)	차고 쓰고 달다	간, 위경	면역 증강, 항바이러스
박하 (3~6g)	차(茶)	서늘하고 맵다	폐, 간경	항바이러스, 항균
백모근 (15~30g)	수전(水煎)	차고 달다	폐, 위, 방광경	항바이러스, 항균
복령 (9~15g)	전(煎), 차(茶)	평범하고 달다	폐, 심, 비, 신경	면역 증강, 항균
복신 (9~15g)	차(茶)	평범하고 달고 담백하다	비, 심경, 폐경	면역력 강화
뽕나무겨우살이 (9~15g)	차(茶), 환(丸)	평범하고 쓰고 달다	간, 신경	항바이러스, 항균
뽕나무어린가지 (9~15g)	차(茶)	평범하고 쓰다	간경	면역력 강화

산사 (9~15g)	혼합죽, 차(茶)	약간 따뜻하고 시고 달다	간, 비, 위경	면역 증강
산수유 (5~12g)	혼합밥, 차(茶)	약간 따뜻하고 시고 떫다	간, 신경	면역기능 증강, 항바이러스
산조인 (10~15g)	혼합죽, 차(茶)	평범하고 달고 시다	심, 간, 비장	면역력 증강
삼칠근 (3~10g)	수전(水煎)	따뜻하고 달고 약간 쓰다	간, 위경	면역기능 강화
쇠무릎(우슬) (10~15g)	차(茶), 환(丸)	평범하고 쓰고 시다	간, 신경	면역기능 강화
어성초 (12~20g)	차(茶)	약간 차고 맵다	폐경	면역력 강화, 항바이러스
연자육 (6~15g)	혼합밥, 차(茶)	평범하고 달고 떫다	심, 비, 신경	면역 증강, 항종양
오가피 (4~9g)	차(茶), 술(酒)	따뜻하고 맵고 쓰다	간, 신경	면역력 증강, 항스트레스
오디(상심자) (9~15g)	죽, 차(茶)	짜고 달고 시다	간, 심, 신경	면역력 강화
오미자 (2~6g)	김치찌개, 차(茶)	따뜻하고 시고 달다	폐, 심, 신경	면역 강화, 항바이러스
용안육 (9~15g)	혼합밥, 차(茶)	따뜻하고 달다	비, 심경	면역력 강화
인동덩굴꽃 봉 오리 (6~15g)	차(茶)	차고 달다	폐, 심, 비경	백혈구담식, 항바이러스
인진호 (6~15g)	수전(水煎)	약간 차고 쓰고 맵다	간, 비, 위경	항바이러스, 항균

작약 (5~15g)	차(茶)	약간 차고 쓰고 시다	간, 비경	면역기능 조절, 항바이러스
잔대(사삼) (9~15g)	구이, 차(茶)	약간 차고 달다	폐, 위경	면역기능 평형조절
천마 (3~10g)	차(茶)	평범하고 달다	간경	면역기능 활성화
천문동 (6~12g)	수전(水煎)	차고 달고 쓰다	폐, 위, 신경	면역기능 증강
팔각회향 (3~15g)	차(茶)	따뜻하고 맵고 달다	비, 신경	면역력 강화
하수오 (6~12g)	차(茶)	따뜻하고 쓰고 달다	간, 심, 신경	면역증강
해당화 (4~9g)	차(茶)	따뜻하고 달고 약간 쓰다	간, 비경	항바이러스, 항종양
형개 (4~9g)	수전(水煎)	따뜻하고 맵고 쓰다	폐, 간경	항바이러스, 항균
황금 (3~10g)	수전(水煎)	차고 쓰다	폐, 담, 위경	면역세포 촉진, 항바이러스
황기 (10~30g)	혼합밥, 차(茶)	따뜻하고 달다	폐, 비경	면역 증강, 항바이러스

식용(食用) 약선

식재료 (1회 용량)	용법	성질	귀경	효능
감 (20g)	말려서 차(茶)	서늘하다	폐, 심, 대장경	윤폐(潤肺), 감기 예방
감자 (적당량)	떡, 부침	평범하다	위, 대장경	보건 식품, 전신건강 촉진
강황 (3~10g)	혼합밥, 차(茶)	따뜻하고 맵고 쓰다	간, 비경	대식세포 기능 증강
개고기 (적당량)	삶아 먹는다	따뜻하다	비, 위, 신경	저항력 증강
거위 (적당량)	전골	평범하다	폐, 간, 비경	임파세포 면역력 강화
결명자 (10~15g)	혼합죽, 차(茶)	약간 차고 달고 쓰다	간, 대장경	대식세포기능 강화, 면역기능 증강
고사리 (9~15g)	나물, 차(茶)	차고, 달다	간, 위, 대장경	면역조절 작용, 발열감기 완화
고추 (1~3g)	수전(水煎), 생으로	열(熱)하다	심, 비, 위경	살균작용, 감기예방
구약 (6~12g)	2시간 이상 달인다	차다	폐경	면역력 강화
귀리 (90~130g)	밥(食), 죽(粥), 빵	평범하다	간, 비경	체력 증강

귤 (적당량)	즙(汁), 차(茶)	평범하고 달고 시다	폐, 위경	저항력 증강, 감기 예방
금귤 (10g)	말려서 차(茶)	따뜻하다	폐, 위경	저항력 강화
김 (15~30g)	쌈	차고 달고 짜다	폐, 비, 방광경	면역기능 증강, 세포면역 증강
꽃송이버섯 (4~10g)	차(茶), 샤브샤브	평범하고 약간 달다	폐, 간, 심경	면역력 증강
꿀 (15~30g)	따뜻한 물	평범하다	폐, 비, 대장경	면역력 강화, 살균
녹두 (15~120g)	전(煎)	차다	간, 심, 위경	항바이러스, 억균
녹용 (2~4g)	혼합죽, 차(茶)	따뜻하고 달고 짜다	간, 신경	면역증강 작용
다래 (10g)	말려서 차(茶)	평범하다	간, 비, 위경	항바이러스
다시마 (10~15g)	수전(水煎)	차다	간, 위, 신경	면역 강화
닭 간 (적당량)	삶아 먹는다	따뜻하다	간, 비, 신경	면역력 강화
닭고기 (적당량)	백숙	따뜻하다	비, 위경	체력 증강, 신체 강장
당근 (30~120g)	말려서 차(茶)	평범하다	폐, 간, 비경	감염병의 저항력 증강

대추 (3~12개)	수전(水煎)	따뜻하다	비, 위경	면역 증강, 백혈구 증가
동부콩(강두) (30~60g)	혼합밥	평범하고 달고 짜다	비, 신경	면역기능 강화, 항바이러스
동충하초 (3~9g)	수전(水煎)	따뜻하다	폐, 신경	면역기능 증강, 항바이러스
돼지간 (60~150g)	삶아 먹는다	따뜻하다	간, 비경	면역력 강화
돼지고기 (30~60g)	삶거나, 구이	서늘하다	비, 위, 신경	저항력 강화
둥굴레(황정) (9~15g)	된장찌개, 차(茶)	평범하고 달다	폐, 비, 신경	면역기능 강화, 항바이러스
딸기 (10g)	말려서 차(茶)	서늘하다	폐, 비경, 위경	백혈병 예방치료
마늘 (1~50g)	구이, 차(茶)	따뜻하고 맵다	폐, 비, 위경	면역 증강, 감기 바이러스 방어
망고 (20g)	말려서 차(茶)	평범하다	폐, 비경	면역 강화
메추라기 (적당량)	삶거나, 구이	평범하다	폐, 심, 간, 신경	면역 조절
모과 (6~9g)	수전(水煎), 차(茶)	따뜻하다	간, 비경	억균, 항암
무(내복) (30~100g)	혼합밥, 차(茶)	서늘하고 달고 맵다	폐, 비, 위경	면역력 증강, 항균

무화과 (10g)	말려서 차(茶)	평범하다	폐, 위, 대장경	면역력 증강, 감기 예방
미꾸라지 (100~200g)	탕(湯)	평범하다	간, 비, 신경	항바이러스 능력 강화
미나리 (30~60g)	나물, 차(茶)	서늘하다	폐, 간, 방광경	항바이러스작용, 감기예방
밀가루 (90~130g)	전(煎), 칼국수	따뜻하다	심, 비경	저항력 강화, 항바이러스
바나나 (10g)	말려서 차(茶)	서늘하고 차다	폐, 위경	윤폐, 해독, 항균
배 (10g)	말려서 차(茶)	서늘하다	폐, 위경	윤폐(潤肺), 폐결핵예방 치료에 도움
배추 (100~200g)	전(煎), 차(茶)	서늘하고 달다	폐, 위, 대장경	면역력 강화, 감기 예방
부추 (60~90g)	겉절이, 차(茶)	따뜻하다	간, 위, 신경	살균작용, 신경 흥분작용
붕어 (적당량)	찜	따뜻하다	비, 위, 대장경	저항력 증강
비둘기 (적당량)	삶아 먹는다	평범하다	폐, 간, 신경	면역기능 강화
비타민나무 (6~10g)	수전(水煎), 차(茶)	따뜻하다	폐, 간, 비, 위경	면역기능 증강
비파열매 (10g)	말려서 차(茶)	평범하다	폐, 위경	항바이러스
사과 (10g)	말려서 차(茶)	서늘하다	심, 비, 위경	항바이러스, 감기

사슴고기 (적당량)	삶아 먹는다	따뜻하다	비, 위, 신경	면역 강화
삼지구엽초 (3~9g)	수전(水煎)	따뜻하다	간, 신경	면역기능 촉진
석류 (10g)	말려서 차(茶)	서늘하다	비, 대장, 신경	항미생물, 항방사선
소고기 (150~200g)	구이, 국(羹)	따뜻하고 달다	비, 위경	면역력 증강
소금 (0.9~3g)	조미	차다	위, 신, 대장	감염 예방, 살균
소젖 (250~500ml)	삶아 먹는다	약간 차다	폐, 심, 위경	체력 왕성
송이 (150g)	볶음, 차(茶)	평범하다	폐, 위, 대장경	면역기능 증강
수박 (10g)	말려서 차(茶)	차다	폐, 심, 위, 방광경	청폐(淸肺), 급성열병에 도움
수세 (4~9g)	수전(水煎)	평범하다	폐, 간, 위경	항바이러스 작용, 감염병 예방
순무 (적당량)	깍두기, 차(茶)	평범하다	폐, 비경	세균 억제, 해독
시금치 (적당량)	나물, 차(茶)	평범하다	간, 위, 대장	면역기능 증강
아스파라거스 (30~60g)	볶음, 차(茶)	차다	폐, 간, 위경	면역력 강화, 항균
앵두 (10g)	말려서 차(茶)	따뜻하다	비경, 신경	체질 증강, 인체 건강

약쑥(애엽) (3~10g)	떡, 차(茶)	따뜻하고 맵고 쓰다	간, 비, 신경	면역 증강, 항바이러스
양고기 (150~200g)	삶아 먹는다	열(熱)하다	비, 위, 신경	저항력 증강
양배추 (100~200g)	볶음, 차(茶)	평범하고 달다	위, 신경	저항력 증강, 항균
양젖 (250~500ml)	끓여 마신다	따뜻하다	심, 위, 신경	면역력 강화
양파 (30~120g)	차(茶)	따뜻하고 달고 맵다	폐, 비, 위경	면역력 강화, 감기 예방
여주 (6~15g)	환(丸), 차(茶)	차고 쓰다	폐, 심, 비장	면역기능 강화, 항바이러스
연근 (4~10g)	혼합밥, 차(茶)	차고 달다	감, 심, 비, 위경	면역력 강화, 항암
영지버섯 (10~15g)	수전(水煎)	평범하다	폐, 간, 신장	면역력 강화, 면역 조절
오골계 (적당량)	백숙	평범하다	폐, 간, 신경	면역력 강화, 생리기능 강화
오골계 알 (1개)	삶아 먹는다	평범하다	폐, 간, 신경	면역력 강화
오이 (100~200g)	장아찌, 차(茶)	서늘하고 달다	폐, 비, 위경	면역기능 강화, 항암
오징어 (1마리)	숙회, 국(羹)	평범하다	간, 신경	항바이러스, 항방사선
옥수수 (30~60g)	혼합밥, 차(茶)	평범하고 달다	위, 대장, 신경	저항력 증강, 체력 증강

원추리 (15~30g)	나물, 차(茶)	서늘하다	간, 비, 신경	면역기능 강화
유자 껍질 (10g)	말려서 차(茶)	차다	폐, 비, 위경	체질 증강, 감기 예방
유자 (적당량)	차(茶)	서늘하다	폐, 위경	체질 증강, 감기예방 치료에 도움
유채꽃 (4~8g)	혼합밥, 차(茶)	평범하고 달고 맵다	폐, 간, 비경	면역력 강화, 감염 방지
율무(의이인) (9~30g)	죽(粥), 술(酒)	서늘하고 달고 담백하다	폐, 비, 위경	면역기능 활성화, 항바이러스
은행 볶은 것 (4~9g)	볶거나, 수전(水煎)	평범하다	폐경	면역 억제 – 사이토카인 과잉 억제
인삼 (3~10g)	혼합밥, 차(茶)	약간 따뜻하고 달고 쓰다	폐, 심, 비경	면역증강, 항방사선
자라 (200~300g)	전골	평범하다	간, 신경	면역기능 강화
작두콩(도두) (9~15g)	혼합밥, 조림	따뜻하고 달다	비, 위, 신경	면역조절 작용, 항바이러스
잣 (10~15g)	볶아서 먹는다	따뜻하다	폐, 간, 대장경	면역능력 강화
제비집 (5~15g)	수전(水煎)	평범하다	폐, 위, 신경	면역기능 강화
제비콩 (10~30g)	혼합밥	약간 따뜻 하다	비, 위경	면역 증강, 항바이러스

조기 (100~200g)	구이, 탕(湯)	평범하다	간, 비, 위, 신경	저항력 증강
차잎 (적당량)	차(茶)	서늘하다	폐, 심, 위, 신경	면역력 강화
참가죽순 (30~60g)	나물, 차(茶)	평범하고 서늘하다	비, 위, 대장경	항균, 소염
참새우(대하) (15~30g)	튀김, 탕(湯)	따뜻하고 달고 짜다	간, 신경	면역기능 증강
참외꼭지 (5~10g)	수전(水煎)	차다	폐, 간, 심경	세포면역기능 강화
찹쌀 (90~130g)	밥(食), 떡, 국수	따뜻하다	폐, 비, 위경	저항력 강화
청둥오리 (적당량)	백숙	서늘하다	폐, 비, 신경	면역력 강화
청매실 (적당량)	효소, 차(茶)	평범하다	폐, 위, 대장경	항종양, 억균, 항방사선
총백 (3~10g)	수전(水煎)	따뜻하다	폐, 위경	항병원체, 감기 치료
콩국 (150~200g)	콩국수	평범하다	폐, 위경	면역력 증강
토끼 (50~150g)	삶아 먹는다	서늘하다	간, 비, 대장경	체질 증강, 저항력 증진
토란 (60~100g)	국(羹), 차(茶)	평범하다	비, 위경	저항능력 증강
파인애플 (4~8g)	즙(汁), 차(茶)	평범하고 달고 약간 시다	위, 신경	면역조절 작용

포도 (20g)	말려서 차(茶)	평범하다	폐, 비, 신경	저항력 강화, 항암
표고버섯 (6~10g)	볶음, 차(茶)	평범하고 달다	간, 위, 신경	면역기능 조절, 항바이러스
해바라기씨 (15~30g)	혼합밥(食)	평범하고 달다	간, 대장경	면역능력 강화
해삼 (15~30g)	탕(湯), 회	따뜻하고 달고 짜다	폐, 심, 비, 신경	면역력 증강, 폐결핵에 도움
호박 (적당량)	찌거나, 차(茶)	따뜻하고 평범하다	폐, 비, 위경	항바이러스
흑대두 (9~30g)	혼합밥, 조림	평범하다	비, 신경	항바이러스, 항종양
흑목이버섯 (4~10g)	볶음, 차(茶)	평범하고 달다	폐, 간, 비경	면역력 증강, 항암
흰목이버섯 (4~10g)	비빔밥	평범하고 달고 담백하다	폐, 위, 신경	면역능력 증강

식품에 사용할 수 없는
주요 농·임산물

번호	농·임산물	번호	농·임산물
1	머위의 꽃줄기(관동화)	31	세신 뿌리, 뿌리줄기
2	까마중 열매(용규)	32	속새 지상부, 뿌리줄기(목적)
3	꼭두서니 뿌리(천초근)	33	숯
4	나팔꽃 씨(견우자)	34	승마 뿌리줄기
5	대마	35	센나(번사엽)
6	대복피	36	시호 뿌리
7	대황 뿌리줄기	37	양귀비
8	복숭아씨(도인)	38	에키네시아
9	천남성	39	여정실 열매
10	현호색	40	오배자
11	등칡줄기	41	요힘베껍질
12	마황	42	용뇌
13	순비기나무의 열매(만형자)	43	용담초 잎
14	매화나무 씨앗(매실)	44	유향
15	모란 뿌리껍질(목단피)	45	으아리 뿌리(위령선)
16	으름덩굴 줄기(목통)	46	육종용
17	목향 뿌리	47	닥나무껍질(저백피)
18	미국자리공 뿌리	48	주목나무씨

19	미치광이풀 뿌리	49	진교
20	반하 덩이줄기	50	진범
21	방기 뿌리줄기	51	질경이씨(차전자)
22	방풍 뿌리	52	초오 덩이뿌리
23	애기똥풀(백굴채)	53	측백나무씨(백자인)
24	백두구	54	택사 덩이뿌리
25	봉황삼(백선피)	55	파두씨
26	보골지	56	아주까리씨(피마자)
27	복수초	57	살구씨(행인)
28	붉나무	58	향부자 뿌리줄기
29	뽕나무 겨우살이(상기생)	59	황련뿌리
30	석류껍질과 씨	60	황벽나무껍질(황백)

참고문헌

● 한국

건국대학교 녹용연구센터(1979). 《녹용을 아십니까?》. 유한문
화사

과학백과사전출판사(1999).《약초의 성분과 이용》. 일월서각.

곽순애·최재윤(2006).《건강약차》. 웅진지식하우스.

권영희(2019).《면역력 밥상》. 책밥.

김경희(2017).《내 몸에 효소》. 시그마북스.

김길춘(2008).《약선본초학》. 의성당.

김규열·박성혜·양미옥·최윤희(2012).《식료본초학》. 도서출
판 의성당.

김규열·최윤희 공편저(2009).《약선식료개론학》. 도서출판 의
성당.

김규열 편저(2009).《약선본초학(상·하)》 성보사.

김선규 편저(2019).《미세먼지에 좋은 약선》 의방출판사.

김선규 편저(2019).《수험생과 치매에 좋은 약선》 의방출판사.
김선규(2012).《한약포제법이 효능에 미치는 영양에 관한 문헌
연구》. 한의학 석사논문

히로타 다카코/김선숙 옮김(2016). 《식재료사전》. 성안당.

김윤선(2013). 《면역력이 내 몸을 살린다》. 모아북스.

김윤선·이영종(2010). 《약선 밥상》. 모아북스.

김호철(2003). 《한방식이요법학》. 경희대학교출판국.

김호철(2004). 《한약약리학》. 집문당.

박병렬(2013). 《한방약선음식 건강보감》. MJ미디어.

박성혜. 박성진(2007). 《건강과 치료를 위한 약선 영양》. 도서출판 정담.

박종희·성상현 공저(2007). 《핵심약용식물》. 도서출판 신일북스.

백승헌(2016). 《면역력 강화를 돕는 식단요법》. 도서출판 다원.

변성훈(1988). 《알기 쉬운 불문진단학》. 계축문화사.

다나카 고우지/장광진 번역·감수. 《약용식물대사전》. 그림홈.

로하스365팀 엮음(2015). 《음식 보약 찰떡 궁합》. 사람사이로.
서부일·최호영 편저(2006). 《한약본초학》. 도서출판 영림사.

식품의약품안전청(2013). 《대한민국약전외한약(생약)규격집 제4개정》. 신일북스.

식품의약품안전청(2009).《주요식재료검수도감》.

식품재료사전편찬위원회(1999).《식품재료사전》. 한국사전연구사.

신현대·송미연·한애리(2009).《약선학》. 군자출판사.

아보 도오루(2019).《면역력을 높이는 밥상》. 전나무숲.

아보 도오루(2018).《생활 속 면역 강화법》. 전나무숲.

안덕균(2003).《원색한국본초도감》. 교학사.

안덕균(2012).《임상한약대도감》. 현암사.

오창영 외 5명(2002).《약용동물학》. 도서출판 의성당.

오훈일·황안국(1997).《한방과 식생활》. 지성문화사.

의성당편집부 편저. 안덕균 감수(2012).《한글 신농본초경》. 도서출판 의성당.

이광호(발행인. 2012).《한약재관능검사해설서》. 식품의약품안전평가원.

이풍원(2013).《이야기 본초강목》. 유한문화사

전통의학연구소(2001) 편저.《한의학 사전》. 성보사 부설 전통의학연구소

정구점·차은정(2006).《약선재료학》. 도서출판 효일.

정약전(조선)/정문기 옮김(2016).《자산어보》. 지식산업사.

조필형(2001).《현대과학한방》. 도서출판피아.

조정순·한복선·양미옥·최윤희(2012).《약선조리이론과 실제》. 교문사.

주춘재/정창현·백유상·김혜일 옮김(2006).《한의약식》. 청홍(지상사).

주춘재/정창현·백유상 옮김.《황제내경 영추편》. 청홍

한국식품영양학회(1999).《식품영양학사전》. 발행처 한국사전연구사.

한의과대학 본초학 편찬위원회(2011).《본초학》. 도서출판 영림사.

함규진(2010).《왕의 밥상》. ㈜ 21세기북스.

허준(조선)/윤석희·김형준 옮김(2010).《대역동의보감》. 동의보감출판사.

호시나 케이지/박유미 역(2016).《말린식품대사전》. 그린쿡.

황원식(1992) 역.《(교감직역) 황제내경소문》. 전통문화연구회

KBS(한국인의 밥상)제작팀(2011).《한국인의 밥상》. ㈜시드페이퍼.

《인터넷 다음 어학사전》

●중국

葛飛秀.郁宁 編著(2008).《茶療百疾》. 中國經濟出版社.

康寔镇. 南德鉉. 李相度. 张皓得 編著(2003).《中韓辭典》. 黑龙江朝鲜民族出版社.

高學敏 主編(2010).《中藥學》. 中國中醫學出版社.

金日善 编著(2002).《针灸学新编》. 延边人民出版社.

雷子 编著(2008).《食物最好的医药》. 中医古籍出版社.

李元秀 主編(2008).《喝茶治百病》. 內蒙古人民出版社.

李伟. 刘兰英 主编(2003).《肥胖症四季饮食药膳丛书》. 辽宁科学技术出版社.

林余霖 主編(2019).《中草藥》. 福建科學技術出版社.

孟詵 原著. 韩萬群. 徐传武 主编(2007).《食疗本草译注》. 上海古籍出版社.

孟詵 撰. 许敬生 主编(2015).《食疗本草校注》. 河南科学技术出版社.

范虹 主編(2017).《家庭常用藥膳》. 河南科學技術出版社.

史崩萍 應森林 主編(2019).《實用中醫藥膳學》. 中國醫藥科技

出版社.

謝英彪 主編(2013).《藥茶700方》. 金盾出版社.

四好居士 编著(2004).《古今灵验祕方大全』. 中國中医药出版社.

徐国钧(2004).《中国常用中草药彩色图谱》. 贵州科技出版发行.

辛寶 編著(2015).《食療膳飲良方》. 金盾出版社.

汪碧濤 主編(2018).《常見病藥膳食療》. 化學工業出版社.

张宾等 编著(2007).《大食代》. 中医古籍出版社.

张存悌. 任岩东. 史瑞锋 编校(2013).《饮膳正要白活图解》. 辽宁科学技术出版社.

車普滇 編著(2018).《中國養生保健肉食及香料图典》. 化學工業出版社.

許淑宗 编著(1995).《四象医學》. 延邊大學出版社.

胡南国 主編(2009).《名药美食活健康》. 中國中医药出版社.

●일본

木下葉子 著者(2016).《藥膳茶》. 飯塚書店.

橫浜藥科大學編(2014).《漢方藥膳學》. 有限會社万來舍.

'행복에너지'의 해피 대한민국 프로젝트!
〈모교 책 보내기 운동〉

대한민국의 뿌리, 대한민국의 미래 **청소년·청년**들에게 **책**을 보내주세요.

많은 학교의 도서관이 가난해지고 있습니다. 그만큼 많은 학생들의 마음 또한 가난해지고 있습니다. 학교 도서관에는 색이 바래고 찢어진 책들이 나뒹굽니다. 더럽고 먼지만 앉은 책을 과연 누가 읽고 싶어 할까요? 게임과 스마트폰에 중독된 초·중고생들. 입시의 문턱 앞에서 문제집에만 매달리는 고등학생들. 험난한 취업 준비에 책 읽을 시간조차 없는 대학생들. 아무런 꿈도 없이 정해진 길을 따라서만 가는 젊은이들이 과연 대한민국을 이끌 수 있을까요?

한 권의 책은 한 사람의 인생을 바꾸는 힘을 가지고 있습니다. 한 사람의 인생이 바뀌면 한 나라의 국운이 바뀝니다. **저희 행복에너지에서는 베스트셀러와 각종 기관에서 우수도서로 선정된 도서를 중심으로 〈모교 책 보내기 운동〉을 펼치고 있습니다.** 대한민국의 미래, 젊은이들에게 좋은 책을 보내주십시오. 독자 여러분의 자랑스러운 모교에 보내진 한 권의 책은 더 크게 성장할 대한민국의 발판이 될 것입니다.

도서출판 행복에너지를 성원해주시는 독자 여러분의 많은 관심과 참여 부탁드리겠습니다.

도서출판 **행복에너지** 임직원 일동

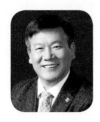

권선복
(도서출판 행복에너지 대표이사)

우리는 살기 위해서 반드시 음식을 먹어야 합니다. 우리의 세포 하나하나를 구성하는 영양분은 음식에서 오기 때문이지요. 그런 의미에서 우리가 먹는 음식은 곧 우리의 몸이라는 말이 과장된 표현이 아닙니다. 어떤 음식을 섭취하느냐에 따라 몸이 건강해질 수도 있고, 부실해질 수도 있습니다. 건강에 좋은 음식과 나쁜 음식에 대해서 우리는 많은 정보를 접할 수 있습니다. 100세 시대를 맞이하는 요즘, '단순히 오래 살기'보다 '어떻게 오래 살 것인가'가 주목을 받고 있는 현실입니다. 우리의 수명은 연장될 것이지만 과연 건강하게 늙어갈 수 있을까요? 그래서 현대인들은 건강 챙기기에 바쁩니다. 기능성 식품 등이 호황을 누리고 몸에 좋은 음식에 대한 전문가들의 의견을 경청합니다.

이 책은 그러한 정보를 찾는 여러분께 신선하고도 도움이 되는 획기적인 책이 될 수 있습니다. 사람의 체질을 나누어 그 체질에 맞는 식재료로 요리를 하여 먹으면 더 효과가 좋다는 내용을 담고 있는 본서는, 진정으로 '약이 되는 음식'을 여러분께 적극 권합니다.

저자가 오랜 시간 공을 들여 연구해 온 '한방약선'! 복잡하고 어려울 수 있는 내용을 누구나 이해할 수 있게 효과적으로 구성하여 집필한 저자의 노력에 박수를 보냅니다. 한방약선학이 무엇인지, 그 역사와 이론은 어떻게 되는지, 면역력과 항바이러스에 좋은 식품은 무엇이고, 자신의 체질에 맞는 약선음식은 무엇인지 등등 다양하고 풍부한 자료가 자리하고 있습니다. 섬세함에 있어서 빠지지 않는 구성으로 약선음식에 관해 아무것도 모르는 초보자라도 쉽게 배우고 익혀 자신에게 맞는 음식을 만들어 먹을 수 있습니다. 영양뿐만 아니라 맛까지 챙길 수 있는, 진정한 웰빙음식을 섭취하게 된다면 우리의 몸은 더욱 건강해지고 활력이 넘치게 될 것입니다!

본서를 통해 더욱 많은 사람들이 약선음식에 대해 배우고 익혀 건강한 삶을 영위할 수 있기를 바랍니다. 건강을 잃으면 모든 것을 잃는다는 말은 헛말이 아닙니다. 소중한 우리의 몸을 그 가치에 걸맞게 소중히 케어하는 것도 우리가 몸에 대해 지고 있는 의무라고 할 수 있습니다.

그렇기에 이런 좋은 인연으로 우리의 몸을 가꾸어 주는 저자의 지식이 책으로 출간됨에 진심으로 감사하며, 이 책을 읽는 여러분 모두가 행복한 에너지가 팡팡팡! 전파되어 언제나 즐겁고 풍요로운 삶을 사시길 바랍니다. 하루하루 생기가 돋아나는 나날이었으면 좋겠습니다! 우리 모두 건강해집시다. 화이팅!

허준영

한국청소년육선회 총재
(前 경찰청장, 한국철도공사 사장
한국자유총연맹 총재)

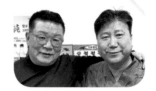

김선규 교수는 한국청소년육성회 동대문지회 수석부회장으로 우리의 미래인 청소년들이 건강한 민주시민으로 올바르게 성장할 수 있도록 헌신적으로 기여하고 계신 분입니다.

이러한 봉사 정신은 한방약선 전문가로서 많은 사람들의 건강과 행복한 삶에 기여하고자 하는 명인 정신과도 궤도를 같이하고 있습니다.

많은 분들의 호평을 받고 있는 제기동 본초밥상은 전문적인 한방약선 지식을 바탕으로 한약식재료를 약선음식으로 응용하여 대접하고 있습니다. 많은 분들이 음식을 먹고 만족하시며, 약선음식이 우리 몸의 건강을 유지하고 질병을 예방 치료하여 준다는 것을 증명하고 있습니다.

김선규 교수의 오랜 경험과 전문적인 지식을 토대로 많은 사람들이 쉽게 《면역약선밥상》을 접하고 도움 되시길 바라며 전염병(코로나 19) 예방과 함께 건강다복한 책을 출간하게 된 것을 기쁘게 생각하며 추천합니다.